MANUAL
DE HUMANIDADES MÉDICAS

MANUAL
DE HUMANIDADES MÉDICAS
ANTROPOLOGÍA DE LA SALUD

MARIANA LAGRUTTA
ROBERTO GARCÍA SÁNCHEZ

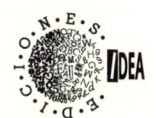

Manual de Humanidades médicas. Antropología de la Salud
Mariana Lagrutta
Roberto García Sánchez

Directora de arte: Amelia García

Primera edición en Ediciones Idea: 2025
© De la edición:
 Ediciones Idea, 2025
© Del texto:
 Mariana Lagrutta
 Roberto García Sánchez

Ediciones Idea
• San Clemente, 35 Edificio Fundación
38002 Santa Cruz de Tenerife.
Tel.: *922 532150

• correo@edicionesidea.com
• www.edicionesidea.com

Fotomecánica e impresión: JAISA Taller Gráfico, S.L.
Impreso en España – Printed in Spain
ISBN: 978-84-10272-09-5
Depósito legal: TF 840-2025

ÍNDICE

AGRADECIMIENTOS

Al Profesor Dr. Alcides Greca, por su incansable esfuerzo y dedicación por la excelencia en la formación médica de pregrado y de postgrado, y en particular por haber introducido los grupos Balint y los talleres de cultura y reflexión. Los espacios que creó tuvieron un impacto estupendo que dejó sus huellas en cada uno de los que tuvimos el privilegio de acompañarlo.

Al profesor Dr. Justo Pedro Hernández González, el gran historiador de la Medicina que ha sido mi maestro y al que siempre dedicaré mi producción científica y literaria.

JURAMENTO HIPOCRÁTICO

Ὄμνυμι Ἀπόλλωνα ἰητρὸν, καὶ Ἀσκληπιὸν, καὶ Ὑγείαν, καὶ Πανάκειαν, καὶ θεοὺς πάντας τε καὶ πάσας, ἵστορας ποιεύμενος, ἐπιτελέα ποιήσειν κατὰ δύναμιν καὶ κρίσιν ἐμὴν ὅρκον τόνδε καὶ ξυγγραφὴν τήνδε.

Ἡγήσασθαι μὲν τὸν διδάξαντά με τὴν τέχνην ταύτην ἴσα γενέτῃσιν ἐμοῖσι, καὶ βίου κοινώσασθαι, καὶ χρεῶν χρηίζοντι μετάδοσιν ποιήσασθαι, καὶ γένος τὸ ἐξ ωὐτέου ἀδελφοῖς ἴσον ἐπικρινέειν ἄρρεσι, καὶ διδάξειν τὴν τέχνην ταύτην, ἢν χρηίζωσι μανθάνειν, ἄνευ μισθοῦ καὶ ξυγγραφῆς, παραγγελίης τε καὶ ἀκροήσιος καὶ τῆς λοιπῆς ἁπάσης μαθήσιος μετάδοσιν ποιήσασθαι υἱοῖσί τε ἐμοῖσι, καὶ τοῖσι τοῦ ἐμὲ διδάξαντος, καὶ μαθηταῖσι συγγεγραμμένοισί τε καὶ ὡρκισμένοις νόμῳ ἰητρικῷ, ἄλλῳ δὲ οὐδενί.

Διαιτήμασί τε χρήσομαι ἐπ' ὠφελείῃ καμνόντων κατὰ δύναμιν καὶ κρίσιν ἐμὴν, ἐπὶ δηλήσει δὲ καὶ ἀδικίῃ εἴρξειν.

Οὐ δώσω δὲ οὐδὲ φάρμακον οὐδενὶ αἰτηθεὶς θανάσιμον, οὐδὲ ὑφηγήσομαι ξυμβουλίην τοιήνδε.

Ὁμοίως δὲ οὐδὲ γυναικὶ πεσσὸν φθόριον δώσω. Ἁγνῶς δὲ καὶ ὁσίως διατηρήσω βίον τὸν ἐμὸν καὶ τέχνην τὴν ἐμήν. Οὐ τεμέω δὲ οὐδὲ μὴν λιθιῶντας, ἐκχωρήσω δὲ ἐργάτησιν ἀνδράσι πρήξιος τῆσδε.

Ἐς οἰκίας δὲ ὁκόσας ἂν ἐσίω, ἐσελεύσομαι ἐπ' ὠφελείῃ καμνόντων, ἐκτὸς ἐὼν πάσης ἀδικίης ἑκουσίης καὶ φθορίης, τῆς τε ἄλλης καὶ ἀφροδισίων ἔργων ἐπί τε γυναικείων σωμάτων καὶ ἀνδρῴων, ἐλευθέρων τε καὶ δούλων. Ἃ δ' ἂν ἐν θεραπείῃ ἢ ἴδω, ἢ ἀκούσω, ἢ καὶ ἄνευ θεραπηίης κατὰ βίον ἀνθρώπων, ἃ μὴ χρή ποτε ἐκλαλέεσθαι ἔξω, σιγήσομαι, ἄρρητα ἡγεύμενος εἶναι τὰ τοιαῦτα.

Ὅρκον μὲν οὖν μοι τόνδε ἐπιτελέα ποιέοντι, καὶ μὴ ξυγχέοντι, εἴη ἐπαύρασθαι καὶ βίου καὶ τέχνης δοξαζομένῳ παρὰ πᾶσιν ἀνθρώποις ἐς τὸν αἰεὶ χρόνον. Παραβαίνοντι δὲ καὶ ἐπιορκοῦντι, τἀναντία τουτέων.

Juro por Apolo médico, por Asclepio, Higía y Panacea, por todos los dioses y todas las diosas, tomándolos como testigos, cumplir fielmente, según mi leal saber y entender, este juramento y compromiso:

Venerar como a mi padre a quien me enseñó este arte, compartir con él mis bienes y asistirles en sus necesidades; considerar a sus hijos como hermanos míos, enseñarles este arte gratuitamente si quieren aprenderlo; comunicar los preceptos vulgares y las enseñanzas secretas y todo lo demás de la doctrina a mis hijos y a los hijos de mis maestros, y a todos los alumnos comprometidos y que han prestado juramento, según costumbre, pero a nadie más.

En cuanto pueda y sepa, usaré las reglas dietéticas en provecho de los enfermos y apartaré de ellos todo daño e injusticia.

Jamás daré a nadie medicamento mortal, por mucho que me soliciten, ni tomaré iniciativa alguna de este tipo; tampoco administraré abortivo a mujer alguna. Por el contrario, viviré y practicaré mi arte de forma santa y pura.

No tallaré cálculos, sino que dejaré esto a los cirujanos especialistas.

En cualquier casa que entre, lo haré para bien de los enfermos, apartándome de toda injusticia voluntaria y de toda corrupción, principalmente de toda relación vergonzosa con mujeres y muchachos, ya sean libres o esclavos.

Todo lo que vea y oiga en el ejercicio de mi profesión, y todo lo que supiere acerca de la vida de alguien, si es cosa que no debe ser divulgada, lo callaré y lo guardaré con secreto inviolable.

Si el juramento cumpliere íntegro, viva yo feliz y recoja los frutos de mi arte y sea honrado por todos los hombres y por la más remota posterioridad. Pero si soy transgresor y perjuro, avéngame lo contrario.

INTRODUCCIÓN

La formación de los profesionales de las ciencias de la salud, en la mayoría de las universidades, está basada en una educación teórico-práctica enmarcada en una visión cientificista de la medicina. Incluso en los planes de estudios que, con una visión más amplia, adoptan la concepción de las entidades clínicas en su complejidad bio-psico-social, la formación humanística suele ser muy limitada. No obstante, en los últimos años, ha surgido un redescubrimiento de la importancia de las humanidades y las artes en las ciencias médicas (Davidson *et al.*, 2021; Dobkin, 2020).

El aporte esencial de las ciencias humanas y las artes se fundamenta en la consideración básica de que el objeto de estudio de las ciencias de la salud está, en gran parte, determinado por el fenómeno humano. Citando al Dr. Greca, Profesor Honorario de la Universidad Nacional de Rosario, de la asumimos que "El médico que sólo en la ciencia vea sus herramientas para acercarse a su enfermo, se equivocará y quedará con frecuencia a mitad de camino" (Greca, 2011). En este sentido, Da Silva asume la "permeación multidisciplinary" en el área de las ciencias de la salud, ya que se caracteriza por estar en la "interface entre las ciencias naturales y sociales" (Barros da Silva, 2008). Sostiene que la incorporación del discurso científico en la práctica médica, y el concepto de enfermedad como desviación de lo normal, acarrea el desplazamiento del centro de atención del enfermo hacia la enfermedad. La supuesta objetividad de la práctica médica podría así terminar por escamotear, sin ser percibido, la realidad humana del paciente. En la misma línea de pensamiento, siguiendo una perspectiva holística, Dobkin (Dobkin, 2020), percibe el arte de la medicina en la manera en que los médicos interactúan con los pacientes o sus familias. Sostiene que la forma en la que los médicos, enfermeros y otros profesionales de la salud diagnostican, exploran las opciones de tratamiento, se comunican y promueven la recuperación, son ejemplos del arte de la medicina. Su enfoque se centra en el hecho de que hace falta una persona integral para tratar integralmente a un paciente *it takes the 'whole person' of the clinician to treat the 'whole person-patient'* (Dobkin, 2020). En sintonía con esta percepción, consideramos que, para evitar la visión fragmentada del individuo, hemos de considerar los diferentes aspectos abordados por las ciencias humanas, dentro de ellos la filosofía, la psicología, la sociología, la antropología médica, la medicina narrativa y las artes. Estos tienen un impacto profundo en la educación integral del ser humano, por lo que su inclusión en la formación de los profesionales de la salud constituye un aporte de inestimable valor.

En el presente trabajo nos proponemos reflexionar acerca de los nuevos paradigmas en la educación médica que valorizan la formación integral del médico y sus valores, recorrer las diferentes estrategias provenientes de las diferentes ciencias humanas y artísticas implementadas, y analizar la metodología de estudio implementada para valorar su impacto.

MÉTODOS DE INVESTIGACIÓN PARA EVALUACIÓN DE DISCIPLINAS RELACIONADAS CON HUMANIDADES Y ARTE EN MEDICINA

Se han evaluado diferentes metodologías para analizar y cuantificar los aspectos relacionados la evaluación del impacto de las diferentes estrategias o disciplinas humanísticas y artísticas en la formación médica. Los estudios realizados al respecto son en general de índole cualitativo.

Una de las metodologías más empleadas es el uso de cuestionarios. En muchos casos, los cuestionarios son previamente validados. Un ejemplo son los cuestionarios de Maslach Burnout Inventory para medir agotamiento profesional (o *burnout*), *PRIME-MD depression screening instrument* para evaluar síntomas de depresión, y el *SF-8 quality of life (QOL) assessment tool* para evaluar calidad de vida, utilizados en el estudio acerca de la relación entre el agotamiento y la conducta y actitudes profesionales entre los estudiantes de medicina estadounidense (Dyrbye *et al.*, 2010). Estos cuestionarios se pueden utilizar asociados a otros, que consisten en una serie de preguntas específicamente diseñadas al efecto de la investigación, como en el caso del estudio mencionado. Es importante tener en cuenta que, en caso de utilizar cuestionarios previamente establecidos, hay que tener presente la necesidad de que existan versiones validades en el idioma en el que se van a utilizar si no está en su idioma original.

En otros casos, se pueden utilizar exclusivamente cuestionarios confeccionados específicamente a los efectos de la investigación a realizar. Puede tratarse de preguntas cerradas, por ejemplo, acerca de situaciones que resultaron un desafío ético para los estudiantes, como en el estudio realizado por Cordingley y colaboradores. En el ejemplo citado, las preguntas estaban basadas en desafíos éticos previamente identificados en estudios previos realizados a estudiantes de medicina (Cordingley *et al.*, 2007). En algunos casos, como el estudio realizado por Shrestha y colaboradores, se desarrollan los cuestionarios y las viñetas utilizadas en base a revisiones bibliográficas, múltiples intercambios entre los investigadores y grupos de expertos internacionales (Shrestha *et al.*, 2021).

Otra metodología son las entrevistas personales. De este modo se conseguiría una mejor comprensión de la experiencia, como argumentan Tavakol y colaboradores, que realizaron a los estudiantes una entrevista en profundidad, de 50 a 70 minutos de duración, para lograr una comprensión más clara de la experiencia de empatía en el contexto de la atención del paciente. Otros estudios utilizan preguntas preestablecidas, que pueden ser más o menos abiertas según el tipo de investigación en cuestión (Tavakol *et al.*, 2012). Las respuestas se analizan habitualmente según una codificación preestablecida. Sin embargo, pueden surgir del análisis de las entrevistas aspectos que previamente no habían sido considerados, como en el estudio de Back y colaboradores, en el que surgió de la evaluación de las preguntas abiertas a los entrevistados el problema de la sensación de abandono por parte de los pacientes con enfermedades terminales (Back *et al.*, 2009). Este hallazgo, constituyó un punto considerable en las conclusiones de los autores. También se pueden analizar escritos abiertos de estudiantes, por ejemplo, en el estudio de Lomis y colaboradores, en el que realizan una revisión cualitativa de las escrituras reflexivas acerca de situaciones que resultaron en un distrés moral para los estudiantes, realizadas en el contexto de programa de escritura reflexiva y discusión (Lomis *et al.*, 2009).

A su vez, se pueden utilizar una combinación de métodos. Por ejemplo, se pueden utilizar cuestionarios o entrevistas en combinación con técnicas de viñetas (Shrestha *et al.*, 2021; Yuguero *et al.*, 2019). Los estudios de viñeta utilizan "pacientes analógicos" (AP) que miran o leen viñetas prediseñadas y se imaginan estar en la posición del paciente en el escenario. Las viñetas pueden ser ilustraciones, diálogos escritos, situaciones grabadas con actores o con pacientes reales. Están diseñadas para evaluar algún aspecto particular de la investigación, relacionado habitualmente con situaciones comunicacionales. Permiten estudiar cómo los pacientes responden a manipulaciones bien controladas en las variables en estudio. A su vez, luego de la observación o lectura de las viñetas, se realiza un cuestionario o una entrevista para analizar el aspecto estudiado (Cox y Fritz, 2023).

También se pueden realizar estudios mediante la observación directa o la evaluación de grabaciones de sesiones, o consultas médicas, con un posterior análisis cualitativo del relato, en los cuales se utilizan evaluadores externos para "decodificar" entrevistas, generalmente en forma independiente por dos evaluadores, y confrontando su análisis en los resultados. Las consultas pueden ser reales, en cuyo caso se requiere el consentimiento de los pacientes. También se pueden realizar con pacientes simulados en situaciones controladas (Back *et al.*, 2007). En ambos casos, se debe tener en cuenta el impacto del hecho de saber que se está siendo observado, denominado efecto Hawthorne (Cox y Fritz, 2023). Estos efectos pueden ser mitigados mediante un diseño pre y post intervención, como en el caso del trabajo de Poole y Sanson-Fisher (1980), en el que evalúan las capacidades empáticas antes y después de una intervención —en este caso un programa de entrenamiento de empatía. Los autores también comparan el grupo de intervención con un grupo control que no había recibido dicho entrenamiento, lo cual también atenúa el efecto Hawthorne. Otro ejemplo es el estudio realizado con pacientes simulados, por Back y colaboradores, en el que evaluaron las capacidades de comunicación en pasantes de servicios de oncología antes de después de un entrenamiento en habilidades de comunicación (Back *et al.*, 2007).

En una reciente revisión, Cox y Fritz (2023) describen y analizan las herramientas disponibles para el estudio de la comunicación médico-paciente. Se trata, a nuestro entender, de un excelente resumen de las técnicas de investigación para abordar las cuestiones comunicacionales, que son extensibles a aquellas diseñadas para evaluar el impacto de las diferentes disciplinas humanística y artísticas que desarrollaremos. La Tabla 1 expone sus principales métodos, consideraciones logísticas, ventajas y desventajas.

Tabla 1. Resumen de las ventajas y desventajas de las metodologías disponibles para el estudio de la comunicación médico-paciente

Método	Consideraciones logísticas	Méritos científicos	Limitaciones científicas
Cuestionarios	• Relativamente barato y rápido de administrar. • Puede tener bajas tasas de respuesta.	• Flexible: puede ser diseñado para evaluar muchos aspectos diferentes, y puede ser administrado a médicos o pacientes. • El análisis puede ser cuantitativo o cualitativo, dependiendo del diseño del cuestionario.	• Solo proporcionan información sobre los aspectos preestablecidos. • Aunque pueden tener preguntas abiertas, los cuestionarios tienden a no producir datos tan ricos o detallados como otros métodos cualitativos, como las entrevistas. • Existe una amplia variación en la forma en que se desarrollan y validan los cuestionarios. • Pueden ser susceptibles a diversos sesgos (por ejemplo, el sesgo de deseabilidad social).
Entrevistas	• Requiere más tiempo que los cuestionarios y requiere entrevistadores capacitados. • Generalmente menos costoso que los estudios de observación, simulación de Pacientes o viñeta.	• Al igual que con los cuestionarios, las entrevistas son flexibles y pueden utilizarse para evaluar diferentes medidas. • Permiten una exploración más detallada de los temas en comparación con los cuestionarios.	• Solo pueden proporcionar información sobre conductas o experiencias reportadas. • Puede haber inconsistencia entre las entrevistas con diferentes participantes; diferentes entrevistadores pueden obtener sistemáticamente diferentes respuestas de los participantes. • Surgen dificultades para evitar posibles sesgos de entrevistador y codificador, y para establecer fiabilidad y validez. • En los grupos focales, la dinámica de grupo puede influir en la recopilación de datos.

Método	Consideraciones logísticas	Méritos científicos	Limitaciones científicas
Estudios de viñetas	• Puede ser más rápido y menos costoso que los estudios observacionales. • Puede incurrir en costos significativos, en particular cuando los actores se utilizan en viñetas de vídeo.	• Permiten un mayor control y estandarización de las variables de comunicación en comparación con las consultas reales: permiten la manipulación experimental de aspectos específicos de la comunicación. • Proporcionan un método éticamente aceptable para estudiar comportamientos de comunicación potencialmente dañinos. • El uso de pacientes analógicos puede superar los efectos del techo.	• Los intentos de aislar aspectos específicos de la comunicación pueden resultar en una simplificación excesiva de las comunicaciones complejas médico-paciente de la vida real. • Debe establecerse la validez interna y la validez externa. • No pueden captar la influencia de la relación médico-paciente a largo plazo. • No pueden utilizarse para estudiar el impacto de la comunicación en los resultados sanitarios reales.
Estudios con pacientes simulados	• Más rápido y menos costoso que los estudios observacionales. • Requieren actores capacitados, y a menudo necesitan aportes significativos de expertos y población general para desarrollar respuestas realistas y simuladas de los pacientes.	• Permiten el estudio directo de profesionales de la salud que se comunican en ciertas situaciones controladas. • Hay un mayor control experimental sobre las variables del paciente en comparación con los estudios observacionales de pacientes reales. • Son relativamente flexibles, y los scripts se pueden adaptar para ser específicos a la especialidad de interés. • Se pueden evaluar los comportamientos verbales y no verbales.	• Al igual que con los estudios de viñeta, la validez interna y externa puede ser dificultosa. • Solo pueden proporcionar información sobre cómo se comunican los médicos en respuesta a los pacientes simulados, ya que no pueden usarse para estudiar el impacto de la comunicación en los pacientes reales o en los resultados de salud. • Al igual que con los estudios de viñeta, no se puede estudiar la influencia de la relación médico-paciente a largo plazo.

Método	Consideraciones logísticas	Méritos científicos	Limitaciones científicas
Observación directa de consultas reales	• Puede llevar mucho tiempo. • Involucrar interacciones reales paciente-médico, por lo que requieren niveles adicionales de aprobación ética en comparación con estudios simulados de pacientes o viñetas.	• Estos estudios involucran a pacientes y médicos reales, por lo que reflejan la práctica clínica real en mayor medida que los estudios simulados de pacientes o viñetas. • Se pueden adaptar para examinar la comunicación en entornosparticulares de interés (por ejemplo, la comunicación en la atención primaria, clínica ambulatoria). • Permiten el análisis de lasconsultas y el examen de las asociaciones entre las variables de comunicación y las medidas de resultadosobjetivas y subjetivas. • El uso de pacientes y médicos reales puede permitir el examen de la comunicación en el contexto de relaciones médico-paciente reales: se puede estudiar la interacción entre la duración de la relación y la comunicación, encontraste con técnicas experimentales como la viñeta o estudios estandarizados depacientes.	• Puede haber diferencias sistemáticas entre lospacientes/médicos que consienten participar en estos estudios y aquellos que no lo hacen. • El efecto Hawthorne debe ser considerado. • A menudo, estos estudios no permiten la manipulación controlada de variables relevantes (son observacionales). Pueden proporcionar información sobre las correlaciones entre los comportamientos de comunicación del médico y el paciente y diferentes medidas de resultados, pero no necesariamente proporcionan información sobre la causalidad. • Es necesario controlar cuidadosamente los factores de confusión (como la salud basal del paciente). • Al igual que con los estudios simulados de pacientes, hay una amplia variación en la forma en que se miden y analizan los comportamientos de comunicación en laconsulta observada.

Fuente: Modificado de Cox y Fritz (2023)

Veremos a lo largo de este trabajo múltiples ejemplos de estas estrategias, que son de gran valor para poder valorar los aportes de las disciplinas del campo de las ciencias humanas y artísticas en diferentes aspectos del accionar médico.

APORTES DE LA FILOSOFÍA

El término filosofía previene del griego φιλοσοφία *amor a la sabiduría*, derivado de φιλεῖν, fileîn, *amar*, y σοφία, sofía, *sabiduría*. La Real Academia Española lo define como "un conjunto de saberes que busca establecer, de manera racional, los principios más generales que organizan y orientan el conocimiento de la realidad, así como el sentido del obrar humano" (Real Academia Española, 2022). La Oxford Companion to Philosophy da una definición más detallada, es que la filosofía es un "pensamiento crítico racional, de tipo más o menos sistemático, acerca de la naturaleza general del mundo, la justificación de las creencias, y la conducta de vida" (Oxford Companion to Philosophy, 2005).

La filosofía, por lo tanto, constituye una herramienta fundamental para lograr captar la esencia de lo que significan las diferentes miradas de la realidad, y para poder comprender en profundidad el universo de lo que acontece al paciente y su entorno desde diferentes puntos de vista. La colaboración de las diferentes ramas de la filosofía, en conjunción con disciplinas provenientes de ciencias biológicas, permite así enriquecer sensiblemente la ardua tarea de explorar la realidad de una situación clínica, potenciando la capacidad de una mayor comprensión de las experiencias de vida individual (Varpio y MacLeod, 2020).

Veamos un ejemplo de la importancia de tener presente el impacto de las diferentes miradas en términos de educación médica, y reflexionemos sobre la influencia que puede tener la terminología que utilizamos en una consigna. Es diferente solicitarle a un alumno que nos describa "un caso acerca de hipertensión arterial", en lugar de relatar "un caso acerca de una persona con hipertensión arterial". La sutil diferencia de estos dos enunciados es crucial, ya que refleja una cuestión filosófica, y más específicamente, ontológica (MacLeod *et al.*, 2023). En otras palabras, la forma en la que enunciamos los casos clínicos que utilizamos para la educación reproducen suposiciones filosóficas incuestionables sobre la naturaleza de la realidad.

La filosofía de la ciencia sostiene que todos los campos, incluyendo la educación médica, se constituyen a través de un conjunto de principios filosóficos, incluyendo ontología (lo que es real), epistemología (lo que podemos saber), metodología (cómo podemos saber), y axiología (lo que valoramos) (MacLeod *et al.*, 2023).

Ética médica y bioética

PRINCIPIOS

Existe una rama de la filosofía de incuestionable importancia en el estudio de la medicina, y hoy nadie pone en duda su lugar en la educación médica: la ética médica. La ética, también llamada filosofía moral, es una rama de la filosofía destinada al estudio del comportamiento humano y las acciones morales. Indudablemente, las habilidades requeridas en el estudiante de medicina y el médico en formación incluyen adquirir valores profesionales, actitudes y conductas éticas. La ética médica nos ayuda a definir cómo nosotros, como clínicos, debemos abordar nuestras responsabilidades con nuestros pacientes, con sus familias, e incluso con la sociedad en su conjunto. La American Medical Association (AMA, 2017), así como otras organizaciones, establece un código de principios éticos, que son una base sensata para pensar en la ética médica. En su preámbulo anuncia que:

> La profesión médica ha suscrito durante mucho tiempo un cuerpo de declaraciones éticas desarrolladas principalmente para el beneficio del paciente. Como miembro de esta profesión, un médico debe reconocer la responsabilidad ante los pacientes en primer lugar, así como también ante la sociedad, ante otros profesionales de la salud, y ante sí mismo. Los siguientes principios adoptados por la AMA no son leyes, sino normas de conducta que definen lo esencial del comportamiento honorable del médico (Tepper, 2017).

Estos principios se resumen en la Tabla 2:

Tabla 2. Principios de ética médica (AMA, 2017)

PRINCIPIOS DE ÉTICA MÉDICA
I. Un médico se dedicará a proporcionar atención médica competente, con compasión y respeto por la dignidad y los derechos humanos.
II. Un médico debe mantener los estándares de profesionalismo, ser honesto en todas las interacciones profesionales, y esforzarse en reportar a las entidades apropiadas a los médicos deficientes en carácter o competencia, o que participen en fraudes o engaños.
III. El médico respetará la ley y también reconocerá la responsabilidad de conseguir cambios en los requisitos que sean contrarios al mejor interés del paciente.
IV. Un médico respetará los derechos de los pacientes, colegas y otros profesionales de la salud y salvaguardará la confidencialidad y la privacidad del paciente dentro de los límites de la ley.

V. Un médico debe continuar estudiando, aplicar y avanzar en el conocimiento científico, mantener compromiso con la educación médica, poner la información pertinente a disposición de los pacientes, colegas y el público en general y solicitar asesoramiento y utilizar los talentos de otros profesionales de la salud cuando sea indicado.
VI. Salvo en casos de emergencia, el médico, en la prestación de atención adecuada a los pacientes, tendrá libertad para elegir a quién prestar servicios, con quién asociarse y el entorno en el que prestar asistencia médica.
VII. Un médico reconocerá la responsabilidad de participar en actividades que contribuyan a la mejora de la comunidad y mejora de la salud pública.
VIII. El médico, al atender a un paciente, considerará la responsabilidad para con el paciente como primordial.
IX. Un médico apoyará el acceso a la atención médica para todas las personas.

Fuente: resumidos por Tepper (Tepper, 2017)

Este código de principios éticos constituye un punto de partida razonable, y se pueden utilizar para pensar en ética médica. Sin embargo, está claro que *per se* no nos da una respuesta directa al confrontarse ante la necesidad de tomar decisiones éticas particulares en determinadas situaciones clínicas que deben analizarse en forma individual.

Consideramos oportuno que nos preguntemos de dónde y cómo surgió esta idea de los principios éticos. Muchos autores consideran que la esencia de nuestras percepciones sobre las obligaciones éticas surgió de obras filosóficas de hace más de dos siglos (Tepper, 2017). Si bien podríamos remontar a la filosofía de Platón, nos iríamos del objetivo del presente escrito. Nos parece sin embargo oportuno comentar brevemente algunos conceptos fundamentales acerca de la filosofía de Immanuel Kant. Kant desarrolló el concepto de deontología: el estudio de los deberes que las personas tienen entre sí. Se ha también denominado la *ética basada en el deber*. En el contexto médico, algunos autores consideran que esto se podría asimilar a las obligaciones especiales que un médico tiene hacia un paciente (Tepper, 2017).

La filosofía de Kant se basa en gran medida en el concepto de autodeterminación (Kant, 1999). Esto surge de la fuerte creencia de Kant en la autonomía y los derechos del individuo en esta esfera. Este concepto, que es un principio central en la ética médica, es la base de la fundamentación del consentimiento informado, ya que el paciente debe ser capaz de decidir por sí mismo acerca de las opciones terapéutica.

Kant también es conocido por su idea de que hay una sola obligación moral, que él llama un *imperativo categórico*. Los imperativos categóricos descriptos por Kant son principios intrínsecamente válidos, que el autor definió como aquellos que son buenos en sí mismos y que deben ser obedecidos por todos en todas las situaciones y circunstancias para que nuestro comportamiento siga la *ley moral*. Los considera la base de todas las demás obligaciones morales. Pretende ser un mandamiento autónomo (no dependiente de ninguna religión ni ideología), nacido de la razón, y autosuficiente, a partir del cual se pueden regir todas las demás obligaciones humanas, y que, por lo tanto, sea capaz de dirigir la conducta humana en todas sus manifestaciones. Kant empleó por primera vez el término en su fundamentación de la metafísica de las costumbres (Kant, 1999): "Obra solo según aquella máxima por la cual puedas querer que al mismo tiempo se convierta en Ley Universal". También expresa de la siguiente manera su fórmula de la Humanidad: "Obra de tal modo que trates a la humanidad, tanto en tu persona como en la persona de cualquier otro, siempre al mismo tiempo como fin y nunca simplemente como medio" (Kant, 1999).

Muchos autores consideran que las clásicas ideas básicas postuladas por Tom Beauchamp y James Childress (Beauchamp T, 2012), desarrolladas un marco que puede ser utilizado en el análisis de cuestiones éticas en la medicina clínica, siguen estos principios básicos. Las ideas básicas promulgadas por estos autores son las siguientes (Beauchamp T, 2012; Tepper, 2017):

1. Respeto de la autonomía: el paciente tiene derecho a elegir o rechazar el tratamiento. Este es el concepto de consentimiento informado. No debemos, y no podemos, coaccionar a un individuo a un procedimiento o tratamiento si el paciente no cree que sea lo mejor para él. Esto se aplica tanto a la práctica clínica diaria, como a procedimientos más excepcionales, y a la investigación clínica. Se enfatiza que para que se cumpla el respeto a la autonomía del paciente se requiere respetar los principios de veracidad y honestidad, tanto en lo que concierne a la información que se brinda al paciente en cuanto a los tratamientos a administrar y las opciones terapéuticas, como en lo referente a las conductas del médico respecto a que el interés de su accionar se rijan por actuar en el mejor interés del paciente.

2. Beneficencia: el médico debe actuar en el mejor interés del paciente.

3. La no-maleficencia: primero no dañar. En este punto debemos entender que en la actualidad se rige el concepto de evaluar el riesgo/beneficio de cada conducta médica. En efecto, existen procedimientos que suponen efectos adversos conocidos importantes, y que se justifican si la agresividad de la enfermedad así lo requiere (por ejemplo, en oncología, trasplantes u otras indicaciones de inmunosupresión). Siempre que se esté cumpliendo con la máxima de actuar siempre en beneficio del paciente, la utilización de este tipo de prácticas tiene su justificativo ético, sin contradecir este principio.

4. Justicia- se refiere a la distribución de los escasos recursos de salud y la decisión de a quién se le ofrece qué tratamiento. Esto también podría denominarse "justicia social", ya que va más allá del trato con el paciente individual, y requiere tomar en cuenta las consideraciones que debe tener el médico respecto a la sociedad en su conjunto. Este enfoque es evidentemente utilizado en ciertos aspectos de la atención médica. Ejemplos de estos son las conside-

raciones acerca de la resistencia antibiótica, en las cuales debemos considerar las consecuencias de la elección de un determinado antibiótico en la comunidad en general, y no solamente en el paciente que estamos atendiendo. Otras en situaciones en las que debemos considerar aspectos globales de la atención médica se dan, por ejemplo, en los casos en los que los recursos son limitados, como la distribución de órganos para trasplante. Finalmente, también debemos prestar atención a la necesidad de considerar la disponibilidad y la distribución de los recursos económicos atribuidos a la atención médica. Es decir, no podemos desentendernos, como médicos, de preocupaciones referentes a los costos y disponibilidad de determinadas prácticas, y cómo inciden en la atención de la salud del resto de la población. Por otro lado, en determinadas situaciones extremas, en las que surgió la necesidad de pensar en justicia y establecer criterios éticos de asignación, como las dramáticas situaciones de *triaje*, por ejemplo, que lamentamos haber tenido que considerar ocasionalmente en la pandemia por COVID-19. Se requirió la confección de guías éticas ante las necesidades que surgen a partir de la presencia de circunstancias caracterizadas por la escasez de recursos disponibles, agotados por situación de pandemia, y exacerbados por la heterogeneidad de la composición social y la disparidad de intereses (Maglio *et al.*, 2020). Se sostienen en dichas guías los principios fundamentales para regir la actuación médica en tales circunstancias. Enfatizan los siguientes principios:

- La dignidad, entendiéndose como "un valor esencial e intrínseco que permite considerar a todo ser humano como un fin en sí mismo, nunca como un mero medio, un portador de una singularidad y valor esencial".
- La solidaridad, presentada como "un dique de contención frente a la desigualdad y la discriminación", que surge como un principio rector de la salud colectiva.

- La justicia y la equidad son principios esenciales para la asignación de recursos, en tiempos de pandemia y de austeridad de recursos social (Maglio *et al.*, 2020).

Vemos cómo la práctica médica está involucrada, no solamente en la atención de un paciente individual, sino que tiene repercusiones más generales sobre la sociedad en general, por lo que la visión social y humana de la práctica médica deber ser una parte integral de la formación médica. Sin duda estos principios, que rigen la práctica de la medicina, son esencialmente de índole humana, y suponen la capacidad de compasión, de respeto por la dignidad del otro, de comprender y respetar sus derechos, su autonomía, sus perspectivas, y también de comprenderse a sí mismo y a cómo nuestras percepciones pueden interferir o ayudar en estos procesos. También implican cualidades aptitudinales como la sensibilidad y la empatía, indispensables para la comunicación y el respeto, tanto hacia nuestros pacientes, como hacia nuestros colegas. Para aplicar estos principios éticos también es fundamental adquirir la capacidad de trabar en equipo, y a respetarse a sí mismo, a aceptar nuestras limitaciones, que en muchos casos implica solicitar asesoramiento de ser necesario. Incluyen la disposición para aceptar la incertidumbre y fomentar la honestidad y el profesionalismo. Para poder comprenderlos y aplicarlos, no basta con estudiar un código de principios. Es menester una formación humanística que permita la profunda comprensión y aplicación de estos principios, que, tal como mencionamos, rigen la totalidad de las acciones médicas.

INCORPORACIÓN DEL ESTUDIO DE LA ÉTICA MÉDICA Y BIOÉTICA EN LOS PROGRAMAS DE EDUCACIÓN MÉDICA

En 1989, Pellegrino –director del Centro de Estudios Avanzados en Ética, y Profesor de Medicina y Humanidades Médicas de la Universidad Georgetown, en Washington– se complacía de que en las últimas dos décadas se habían incluido la ética médica –sola o en asociación con humanidades– en virtualmente todas las escuelas de Medicina de los Estados Unidos (Pellegrino, 1989). Sin embargo, y a pesar de que ha de reconocer que se trataba de un gran logro, analiza las dificultades encontradas hasta entonces, y las que podrían constituir una amenaza para la viabilidad a largo plazo de esos nuevos programas, y que consideramos aún de actualidad. Entre los obstáculos analizados por el autor, considera que algunas de las dificultadas son el reflejo de la mentalidad de las "dos culturas" aún dominantes en las facultades de medicina de la época –y que, consideramos, aún persisten en la mayoría de los medios académicos en la actualidad. Esas "dos culturas" dividen al mundo entre los conocimientos *duros* y los conocimientos *blandos* (Pellegrino, 1989). En ese entonces, algunos académicos cuestionaban la inclusión de la ética en el currículo de la carrera de medicina. Alegaban que restaría un valioso tiempo para el entrenamiento en conocimientos "duros". Sugerían en cambio, que se podría estudiar ética antes de ingresar en medicina. Sin embargo, consideramos como Pellegrino que tomar decisiones éticas constituye una parte esencial de ser un buen médico. Por lo tanto, resulta impensable separar al estudio de la ética del estudio de las otras disciplinas, sino que se debería, al contrario, incorporarse en todas ellas.

En este contexto, el autor trata de dar respuesta a una serie de cuestiones que considero oportuno mencionar, ya que persisten siendo de actualidad. Lo mismo rige en lo que concierne a la enseñanza de otras ramas de humanidades, ciencias sociales, "valores humanos", que a menudo se imparten juntamente con la ética, y que analizaremos con detalle en este escrito.

La primera pregunta es: ¿qué se logra al enseñar ética? Una de las principales dificultades encontradas serían el resultado de la falta de evaluación concreta de estas asignaturas. Sin embargo, Pellegrino alega que la enseñanza de la ética tiene un efecto medible en el comportamiento de los alumnos que asisten a esas actividades - vamos a desarrollar el tema de la evaluación de los efectos de incluir asignaturas humanísticas en la carrera de medicina en detalle. Ya en ese entonces, la American Medical Association había comprobado, mediante una encuesta realizada en 1982 para determinar cómo los médicos evaluaban la eficacia de su educación para abordar los problemas éticos que encontraban en la práctica, que los médicos que asistieron a cursos de ética se sentían mejor preparados para afrontar decisiones éticas en la práctica diaria (Pellegrino *et al.*, 1985).

Otro aspecto que generaba inquietud era la preocupación acerca de que las lecciones de ética tengan como objetivos "adoctrinar" acerca de los valores propios del docente. Al respecto, fundamenta justamente que el objetivo de las clases de ética son precisamente aportar a los alumnos herramientas para un juicio crítico individual de valores éticos. En efecto, las lecciones de ética tienen como objetivo fortalecer el desarrollo de los valores éticos propios y la capacidad de aceptar y respetar los valores ajenos, así como ayudar a reconocer los valores y las preocupaciones de los pacientes, independientemente de los valores morales propios (Pellegrino, 1989; Self *el al.*, 1992).

Finalmente, la pregunta que intencionalmente plantea Pellegrino es la siguiente: ¿La enseñanza de la ética es realmente posible? Al realizar este interrogante hace referencia al hecho de que algunos autores consideraban que el conocimiento de la ética no transforma necesariamente a los estudiantes en buenas personas. Dicho de otra manera, que la ética sería una "calidad moral" intrínseca del individuo que no se puede enseñar. Sin embargo, sostenemos la postura de Pellegrino, acerca de que las aptitudes necesarias para un comportamiento ético se pueden y se deben entrenar, de la misma manera que se ejercita cualquier otra destreza. Reflexiona acerca de que Aristóteles ya preconizaba que la ética es una disciplina eminentemente práctica. En este sentido, un trabajo de Tavakor en 2012 pudo mostrar que si bien la capacidad empática se identificó como un atributo innato importante, puede mejorarse mediante intervenciones educativas (Tavakol *et al.*, 2012).

La pregunta sería en realidad la siguiente: ¿qué deben incluir los programas que tengan como objetivo el desarrollo de comportamientos éticos en los estudiantes de medicina, los médicos en formación y en la formación continua de los profesionales de la salud? Veremos a lo largo de este trabajo, como el entrenamiento en disciplinas humanísticas y artísticas, desde diferentes perspectivas, son herramientas esenciales que fomentan el desarrollo de tales estas aptitudes, que son, entre otras, empatía, sensibilidad, compasión, comunicación y otras cualidades que nos acercan a devenir seres humanos éticamente sensibles, y por lo tanto médicos profesionalmente maduros y competentes.

Sin desmedro de lo antedicho, reconocemos, desde ya el impacto crucial de los buenos ejemplos de aquellos a quienes respetamos, lo cual supone una alta responsabilidad de los profesores médicos de ser modelos en comportamiento ético. Desarrollaremos con más detalle la importancia del comportamiento y la formación ética de los mentores en otro apartado.

Podríamos resumir los principales objetivos que se pretenden alcanzar con la enseñanza de la ética (Back *et al.*, 2009; Berger, 2014; Cordingley *et al.*, 2007; Esquerda *et al.*, 2019; Pellegrino, 1989; Pellegrino *et al.*, 1985; Yuguero *et al.*, 2019):

1. Enseñar las destrezas del análisis ético, esenciales para realizar decisiones morales.

2. Conocer los principios y las normas éticas profesionales vigentes.

3. Identificar las asunciones éticas subyacentes de las decisiones clínicas.

4. Identificar, analizar y manejar situaciones que pueden generar conflictos éticos y malestar emocional en los médicos, en contextos prácticos aplicados a contextos de la práctica médica cotidiana.

5. Mejorar la reflexión crítica acerca de los valores personales propios, de los pacientes y colegas.

6. Promover profesionalismo

7. Estimular la sensibilidad y la empatía.

8. Promover habilidades de comunicación.

9. Contener un enfoque práctico que se enfoque en la resolución de problemas éticos, la mediación ética, y la búsqueda de consenso.

10. Mejorar el trabajo en equipo, estimulando la aceptación de la incertidumbre, las limitaciones y por lo tanto la necesidad de buscar ayuda. A si mismo comprender las visiones diferentes de un mismo problema.

11. Mejorar el manejo de conflictos interpersonales con pacientes, familia, y dentro del equipo de salud.

12. Desarrollo de valores y actitudes que favorezcan este aprendizaje.

Si bien resulta un argumento habitual a la imposibilidad de medir estas capacidades, veremos cómo la investigación cualitativa aporta múltiples herramientas para poder evaluar estos objetivos planteados.

Evaluación de los Principios Morales de los estudiantes y efecto de la inclusión de la ética en el currículo de Medicina

Se han evaluado diferentes metodologías para analizar y cuantificar los aspectos relacionados con el desarrollo ético y moral de los estudiantes de medicina. La metodología empleada es en general de índole cualitativa, como en la mayoría de las disciplinas humanísticas, pudiéndose utilizar cualquiera de los métodos que expusimos previamente en el primer apartado.

Describiremos a continuación algunos de los estudios avocados a evaluar las características éticas de los estudiantes y el impacto de las diferentes intervenciones educativas al respecto.

EL FENÓMENO DE "EROSIÓN ÉTICA" EN LOS ESTUDIANTES DE MEDICINA

Durante años ha existido preocupación acerca de la falta de maduración, o incluso la perdida de sensibilización de los estudiantes de medicina respecto a valores éticos. Esta problemática de estancamiento o involución del desarrollo moral durante la formación médica es conocida como fenómeno de *erosión ética*.

En 1994 Feudtner y colaboradores (Feudtner *et al.*, 1994) estudian ese fenómeno recogiendo las percepciones de los estudiantes de medicina en sus prácticas clínicas respecto a su entorno ético y su desarrollo personal. Para tal fin realizaron una investigación cualitativa durante los años 1992 y 1933, que consistía enviar una encuesta por correo anónimo a los 1.853 estudiantes de tercer y cuarto año de medicina matriculados en seis facultades de medicina de Pensilvania. La encuesta incluía preguntas acerca de si los estudiantes habían encontrado situaciones que percibían como éticamente problemáticas, sus actitudes hacia estas situaciones y sus percepciones respecto a su desarrollo ético personal (Feudtneretal, 1994). Los resultados son alarmantes: de los 665 estudiantes (36%) que respondieron, 58% reportaron haber hecho algo que creían que no era ético, 52% reportaron haber engañado a un paciente, y un 80% reportaron al menos uno de estos dos comportamientos. Además, el 98% había escuchado a los médicos referirse despectivamente a los pacientes; el 61% había presenciado lo que consideraban un comportamiento poco ético por parte de otros miembros del equipo médico, y de estos estudiantes, y el 54% se sentía como cómplice.

Otro hallazgo para destacar es que la mayoría de los estudiantes reportaron insatisfacción con sus acciones y desarrollo ético: el 67% se había sentido mal o culpable por algo que habían hecho en sus prácticas clínicas y el 62% creía que al menos algunos de sus principios éticos habían sido erosionados o perdidos.

Resaltando lo comentado previamente respecto a la importancia del ejemplo de los que nos dedicamos a la educación, los autores llegaron a los siguientes resultados: los estudiantes que habían presenciado un episodio de comportamiento poco ético eran más propensos a haber actuado incorrectamente. Los motivos enunciados fueron: por miedo a una mala evaluación o a encajar con el equipo. Además, los estudiantes eran dos veces más propensos a reportar erosión de sus principios éticos si se habían comportado de manera poco ética por temor a una mala evaluación o para encajar con el equipo. Vemos en este estudio la demostración de lo que intuitivamente podríamos ya comprender: la importancia del ejemplo de los médicos formadores, educadores, mentores, así como de cualquier referente que genere admiración o respeto a los estudiantes en cuanto a su rol en dar el ejemplo con comportamientos éticos en el ejercicio cotidiano de su profesión. Vemos también que estos problemas no se solucionan exclusivamente con clases de ética médica o bioética, sino que requieren de una reflexión continua y un análisis ético de cada comportamiento en la práctica asistencia diaria.

Estos hallazgos inquietantes han sido evaluados desde entonces en diferentes ámbitos y con diferentes metodologías, llegando a resultados similares (Esquerda *et al.*, 2019).

Uno de los instrumentos utilizados en un modelo derivado de la teoría del desarrollo moral de Kohlberg, (Esquerda *et al.*, 2019). Kohlberg, discípulo de Piaget, define 3 etapas, estadificando las fases de evolución del razonamiento ético y moral desde la niñez hasta la etapa adulta:

1. Fase pre-convencional (también llamada individual o de egocentrismo).

2. Fase convencional (también llamada de adhesión a las normas grupales o sociales, o normativa).

3. Posconvencional (también llamada de adhesión a valores individuales superiores). Esta última sería la etapa más elevada de desarrollo moral y podríamos considerar que está relacionada con el "médico virtuoso" (Esquerda *et al.*, 2019).

Según estas etapas, el estudiante de medicina a su ingreso se hallaría en una fase entre el pensamiento convencional y el inicio de la posconvencionalidad. Sería pues esperable una progresión del razonamiento moral durante los estudios de medicina. Sin embargo, utilizando esta metodología u otras, uno de los hechos sorprendentes en educación médica es que la mayoría de los estudios coinciden en la observación del fenómeno de "erosión ética", al mostrar muy pocos cambios o incluso una involución en el desarrollo del razonamiento moral en estudiantes de medicina. Un estudio longitudinal realizado por Hren y colaboradores muestra que en 3 cohortes estudiadas de estudiantes de medicina, se observa una regresión en los scores desde la fase posconvencional hacia una fase convencional (o de seguimiento de las normas), al ingresar al ciclo clínico de la carrera (Hrenetal, 2011).

En efecto, estudios de similares características obtienen globalmente resultados similares (Berger, 2014; Branch, 2000; Esquerda *et al.*, 2019; Satterwhite *et al.*, 1998; Shrestha *et al.*, 2021; Tavakol *et al.*, 2012; Yuguero *et al.*, 2019). Es particularmente inquietante la persistencia de tales fenómenos en el tiempo y en diferentes zonas geográficas y contextos culturales. Hay coincidencia acerca de que los estudiantes de medicina se enfrentan a dilemas éticos en forma frecuente durante sus prácticas, y se esos problemas los afectan en forma negativa. Diversos estudios muestran además la necesidad expresada por los estudiantes de medicina de adquirir herramientas para enfrentar dilemas éticos, reforzando la importancia de la inclusión de programas que, en la práctica clínica, apoyen a los estudiantes para que puedan incrementar su confianza en cuanto a la habilidad que poseen para enfrentar desafíos éticos (Cordingley *et al.*, 2007). Se establece en forma sistemática el problema de la falta de apoyo por parte de los médicos de planta/educadores, y del *currículun oculto* como uno de los principales generadores de la problemática. Esta situación merece la atención de médicos, educadores y especialistas en ética.

ROL DEL ACOMPAÑAMIENTO: EL CURRICULUN OCULTO

Se considera el término de *curriculum oculto* a la percepción, en diferentes establecimientos médicos, de cierta presión para actuar de acuerdo con cierta "cultura informal", predominante en las practicas clínicas, o prácticas que se consideran "dadas por sentado", que incluyen ciertos aspectos se apartan de los valores éticos enseñados (Lomis *et al.*, 2009; Branch, 2000; Berger, 2014). Branch y colaboradores han observado que muchos estudiantes experimentan considerable confrontación interna mientras luchan por acomodar los valores personales relacionados con la empatía, el cuidado y la compasión a su entrenamiento clínico (Branch, 2000). Se enfatiza la importancia del acompañamiento cercano de los estudiantes e intervenciones educativas mediante espacios de discusión y reflexión crítica acerca de este tipo de situaciones que generan distrés emocional. Estas estrategias podrían influir positivamente en el alivio de la angustia asociada a tales situaciones, y en el desarrollo de crecimiento en las capacidades reflexivas, de comunicación y éticas (Branch, 2000; Berger, 2014).

IMPACTO DE LAS ESTRATEGIAS FORMATIVAS EN LA MADURACIÓN ÉTICA DE LOS ESTUDIANTES

En 1992, Self y colaboradores encontraron un incremento estadísticamente significativo en las evaluaciones relacionadas con el crecimiento y desarrollo del razonamiento moral en los estudiantes de medicina expuestos a un curso formal de ética médica (Self *et al.*, 1992).

Recientemente, Shrestha y colaboradores realizan un amplio estudio, basado en viñetas, en el cual evaluar el impacto de haber recibido educación ética formal en el pregrado en cuanto a su conocimiento, actitudes, y comportamientos éticos reportados. Para tal fin desarrollan viñetas con escenarios clínicos basados en experiencias de la vida real. Se incluyeron casos relacionado con el consentimiento informado, con aspectos relacionados con la veracidad y la revelación de la información, con la confidencialidad, con el tratamiento de menores, con casos relacionado con la anticoncepción y casos relacionados con decisiones de fin de vida, indicaciones anticipadas de no resucitar, eutanasia y retirada del tratamiento. También incluyeron casos relacionados con enfermedades transmisibles (VIH/SIDA), y sobre aspectos éticos relacionados con las relaciones entre médicos y colegas. Para la confección de las viñetas se realizaron múltiples intercambios entre los investigadore, y se consultaron revisiones bibliográficas, y también consultas con grupos de expertos internacionales. Los autores encontraron escores significativamente más elevados en cuanto a evaluación del conocimiento, actitudes y comportamientos éticos reportados en médicos que habían recibido en su formación una educación ética formal (Shrestha *et al.*, 2021).

Sin embargo, algunos estudios no lograron demostrar el impacto de la formación ética en las actitudes de los estudiantes, o en la práctica de médicos ya formados (Esquerda *et al.*, 2019). Las discrepancias en cuanto a los resultados de los programas de formación ética en los resultados de las evaluaciones respecto a las actitudes o comportamientos éticos de los estudiantes podrían entenderse por la heterogeneidad del tipo de formación brindada. Yuguero y colaboradores han encontrado una correlación significativa entre el razonamiento moral con las capacidades de sensibilidad ética y empatía. Sostienen en base a sus resultados, que resulta indispensable considerar en el diseño de los programas de formación ética el entrenamiento de competencias que ayuden en el desarrollo de empatía, comunicación, así como factores relacionados con la socialización médica, el desarrollo de valores y actitudes (Yuguero *et al.*, 2019).

Fenomenológica y hermenéutica. El rol de las emociones en el proceso interpretativo

Últimamente estamos asistiendo a una creciente toma de conciencia respecto al hecho de que es imposible comprender a fondo la praxis médica sin integrar su carácter científico con sus aspectos subjetivos. De ahí la importancia de exhortar la adopción de diferentes métodos para evitar la visión unilateral del hombre, la salud y la enfermedad, y considerar la medicina como una ciencia humana (Buzzoni, 2003).

Las ramas de la filosofía de las tradiciones de la fenomenología y la hermenéutica han explorado extensamente el carácter subjetivo del proceso interpretativo y de nuestro conocimiento de la realidad (Mattingly y Lawlor, 2001). Estas corrientes están en las bases de los desarrollos de orientaciones más humanistas de la medicina, incluyendo la medicina narrativa, y los enfoques basados en el concepto de mindfulness (o atención plena) que luego desarrollaremos en este escrito.

La fenomenología surge a comienzos del siglo XX, para describir e interpretar *la realidad humana*. Emerge como un nuevo método de investigación para una crítica abierta y profunda al paradigma positivista. Husserl, define la fenomenología como el "estudio de los fenómenos tal como los experimenta el individuo, con el acento en la manera exacta que un fenómeno se revela en sí a la persona que lo está experimentando, en toda su especificidad y concreción" (De los Reyes Navarro *et al.*, 2019).

La investigación fenomenológica cualitativa tiene como principal objetivo la descripción investigativa de los fenómenos, tanto desde el punto de vista objetivo como subjetivo, en toda su amplitud y profundidad. Se intenta capturar de la forma más fiel posible la forma en la que los fenómenos/experiencia ocurrieron, en el contexto en el cual ocurrieron (Davidsen, 2013).

Desde la perspectiva fenomenológica, algunos etnógrafos consideran que la mejor manera de descubrir las experiencias vividas por una persona como resultado de un determinado acontecimiento son los informes verbales en forma de narrativas. Las historias pueden revelar los aspectos fenomenológicos de la enfermedad, y se transforman en vehículos para volver a vivir y enriquecer emocionalmente experiencias pasadas significativas, tanto para el paciente como para los profesionales de la salud (Mattingly y Lawlor, 2000). El análisis de las historias de vida y su narrativa requiere una investigación cualitativa. Este método de investigación, como mencionamos previamente, aporta una rica descripción de la representación de las personas de los eventos y las historias que fueron significativos para ellos. La principal fuente de datos es la entrevista, que no solamente debe recopilar los datos, sino también codificarlos e interpretarlos para su análisis. Las investigaciones sobre las historias de vida se enfocan en la persona, y en el significado de los eventos y experiencias en un contexto determinado de su vida. La historia de esa persona, y el entorno social, cultural y físico se consideran elementos vitales que dan forma a la narrativa de vida que crean. Es evidente que la naturaleza holística e individualizada de este enfoque, así como la concienciación de la importancia de del contexto social y ambiental, refleja del concepto filosófico de la atención (Duchek y Thessing, 1996). Recuperar y reconocer las emociones de las experiencias vividas suele tener un formidable impacto positivo para la relación médico-paciente, al ayudar a la comprensión de las perspectivas propias el uno del otro. La medicina narrativa, que desarrollemos en este escrito, es una implementación de estas rerrogativas.

La hermenéutica se refiere a la práctica o el estudio de la interpretación. Inicialmente empleada en contexto teológico, refiriéndose a la interpretación de los textos sagrados, el término fue adquiriendo un significado interdisciplinario. Según la concepción hermenéutica, se puede considerar que la práctica clínica interpreta el *texto* de lo que acontece a una persona enferma. El reconocimiento del carácter interpretativo del entendimiento clínico implica de por sí la existencia de la subjetividad, ambigüedad, y la posibilidad de desacuerdos. La hermenéutica se entiende entonces cómo la lectura e interpretación de los signos y síntomas clínicos que desentrañan la enfermedad subyacente. Su complejidad asienta en la amplia variedad de formas textuales (Leder, 1990). Los "textos" médicos están organizados por un tipo distintivo de pensamiento médico, el cual es aprendido a lo largo de los años, y son la base de la buena práctica clínica (Svenaeus, 2000). La hermenéutica clínica se basa en el diálogo, y podría considerarse como una hermenéutica fenomenológica ontológica en la cual la comprensión es una característica necesaria del *being-together*, o "estar-juntos" de los seres humanos en el mundo, a través del lenguaje. Los miembros del equipo médico deben comprender las perspectivas del paciente y viceversa, y esto solo puede ocurrir en el lenguaje compartido del diálogo. Ambas partes del encuentro también deben atravesar este proceso de fusión de horizontes para finalmente alcanzar algún tipo de entendimiento compartido, del cual resultan las decisiones terapéuticas (Svenaeus, 2000). Debemos tener en cuenta que toda comprensión, todo entendimiento y toda interpretación está afectada por preconceptos propios de cada individuo. La conciencia humana es intencional en el sentido de que no está vacía. Uno no puede pensar o sentir sin pensar o sentir algo. Por lo tanto, siempre afecta la forma en que la conciencia se expresa en el mundo y en la relación entre la conciencia de una persona y el mundo, incluyendo las relaciones entre las personas. Incluso intentando abstraernos de nuestras ideas preconcebidas y estar abiertos a la experiencia de los participantes, generalmente nos damos cuenta de que esto nunca es completamente posible (Davidsen, 2013). Estar conscientes de este fenómeno es importante a la hora de analizar nuestras percepciones respecto a la narrativa de un paciente, sin juzgar, sino limitándonos a una escucha activa que resulta terapéutica.

Debemos considerar que, en este complejo escenario, los médicos no solo evalúan los síntomas y signos físicos de manera objetiva, sino que los interpretan mediante la integración. Es solo dentro de un paradigma interpretativo que un médico puede conjugar de manera significativa los aspectos del testimonio, las perspectivas individuales y culturales del paciente, los resultados de los ensayos clínicos de investigación, logrando así un juicio clínico integrado (Brown *et al.*, 2006; Greenhalgh, 1999; Leder, 1990). Desde la perspectiva hermenéutica, la práctica médica consiste en un atento diálogo interpretative dirigido a acciones curativas (Svenaeus, 2000).

Humanismo en Medicina

Como reflexiona el Dr. Greca, la relación entre el humanismo y la medicina resultaba evidente para todos XVIII y XIX. Sin embargo, el indiscutible avance tecnológico que caracterizó la segunda mitad del siglo XIX y el conjunto del siglo XX hasta alcanzar nuestra época, hizo que la medicina se independizara de esta postura humanista y se fuera haciendo, más y más, una disciplina sumamente tecnificada.

El médico llegó a sentir que para poder ejercer idóneamente su profesión, teniendo en cuenta la abundancia de conocimientos que debía adquirir, así como el tiempo de que disponía, solo podría lograrlo si se proponía profundizar sus habilidades técnicas. La cultura, concebida en su versión más amplia y abarcadora, era un campo de exploración para otros. (Greca, 2022).

Esta postura, que no deja de ser limitante y restringirnos a una visión parcial y extremadamente incompleta del ser humano, se debería contrarrestar con los esfuerzos para fomentar la cultura, el arte, y las disciplinas humanísticas en la formación médica. Citando al Dr. Flichtentrei (2009):

> Resulta prudente recordar que nuestras áreas de penumbra son mucho más extensas que el estrecho territorio iluminado. No es que la ciencia no sirva, es que no es un dios omnipotente sino un método tan extraordinario como incompleto. No es que los números resulten inútiles, es que no dicen nada acerca de las personas que es precisamente de lo que nos ocupamos todos los días.

ENFOQUE EN LA ENFERMEDAD VERSUS ENFOQUE EN EL ENFERMO, PACIENTE, SER HUMANO

De la mano de las corrientes fenomenológicas y hermenéuticas, el humanismo en medicina pretende entender al paciente como una persona, y focalizarse en sus valores individuales, objetivos, y preferencias respecto a las decisiones clínicas. Sus principios fundamentales son el respeto por la dignidad del individuo y sus familias, y por su autonomía. Acogiendo este movimiento, se puede observar un creciente interés en enfatizar la importancia de comprender las preocupaciones y los valores individuales en la educación médica (Hartzband y Groopman, 2009). Desde el año 2003, el Institute of Medicine de Estados Unidos preconiza un cambio en la educación de los estudiantes, alejándose del enfoque que se base en el dominio de las habilidades técnicas, hacia la enseñanza de las dimensiones humanas de la atención. Recomienda un abordaje que aliente el desarrollo de las capacidades de los estudiantes para brindar una asistencia médica centrada en el paciente y en los equipos interprofesionales. Esos cambios esperados en la educación de los profesionales hacia una atención basada en el paciente y en el equipo se han ido incorporando en algunas instituciones formativas tanto en el ámbito de grado como de postgrado. Para tal fin se requiere la colaboración interprofesional de las diferentes profesiones de la salud, las ciencias sociales, así como la educación de artes liberales. Se destaca la necesidad de incluirlas tempranamente en la currícula, pero también su permanencia ininterrumpida y articulada y articulada con las asignaturas clínicas, incluyendo un enfoque práctico y aplicado a la resolución de conflictos reales (Berger, 2014). En efecto, tal como mencionamos previamente, diversos estudios han mostrado que, en estudiantes de profesiones de la salud, como medicina, farmacia, enfermería, odontología y veterinaria, los entornos de aprendizaje en los cuales el éxito depende del manejo de grandes volúmenes de información basada en hechos, se observa un deterioro progresivo de las capacidades empáticas en los primeros años de formación (Weiss y Swede, 2019). El deterioro de la empatía y razonamiento ético se ve incluso exacerbado durante los períodos de prácticas intensivas (Hutchinson y Liben, 2020). La exposición temprana a los principios del cuidado empático tendría, en cambio, un efecto protector (Hutchinson y Liben, 2020; Weiss y Swede, 2019).

El entrenamiento de futuros médicos para el desarrollo de capacidades de compasión y equidad, así como para la valoración del reconocimiento de las perspectivas del paciente, resulta, sin embargo, un desafío. Se ha propuesto que la implementación de diálogos ofrece la oportunidad de cultivar las habilidades de la atención centrada en el paciente. Los diálogos, idealmente situados en el ámbito clínico, llevan a intercambios paralelos de los casos clínicos. Se prioriza mantener la relevancia de los aspectos personales y de las experiencias particulares de los pacientes y evitar la abstracción hacia el reduccionismo de las patologías médicas. También pueden presentarse como historias narradas en primera persona. Estos diálogos destacan los aspectos subjetivos, y tienen como meta preparar a los estudiantes y a los médicos en formación hacia la perspectiva de compartir la autoridad, promover la reflexión al crear espacios en donde se considere al otro en una relación de igualdad, cuestionando inequidades asumidas. Este abordaje sugiere que los diálogos requieren confianza, respeto y reconocimiento del poder inherente a toda interacción, y suscitarían nuevas formas de comprenderse a uno mismo y al mundo (Kuper *et al.*, 2019).

Para lograr dichos objetivos, la formación en humanidades es necesaria para empoderar a los futuros médicos con habilidades que son fundamentales para su profesión - empatía, altruismo, compasión y cuidado hacia los pacientes, y comprender los aspectos éticos, espirituales, culturales y sociales de la medicina (Bifulco y Pisanti, 2019).

Resulta dificultoso medir el impacto de las materias humanísticas en el desempeño como estudiantes, y en el desempeño profesional, en particular debido a la variabilidad d ellos programas (Wershof Schwartz *et al.*, 2009). Sin embargo, un reciente estudio realizado en China por Huang y colaboradores analizó la asociación entre la enseñanza de humanidades en la carrera de medicina y el desempeño de los estudiantes de medicina. Pudieron demostrar que, luego de ajustar por potenciales confundidores, como sexo, edad, zona de residencia, tipo de administración, y tipo de programa escolar, que el desempeño de los estudiantes en materias humanísticas en la carrera de medicina y el número de materias humanísticas curriculares tomados por los estudiantes se correlacionó positivamente con las puntuaciones del currículo clínico, el desempeño en las pasantías y la calificación promedio ponderada. Destacan por lo tanto la contribución de las materias humanísticas, y sugieren una mejoría en la educación humanística en la carrera de medicina (Huang *et al.*, 2023).

CONSTRUCCIÓN DE LA IDENTIDAD PROFESIONAL Y PROFESIONALISMO

Existe la creciente concientización acerca de la importancia de fomentar el desarrollo de la formación de una identidad profesional en la educación médica, tanto en el ámbito de pregrado como posgrado. Para lograrlo, los educadores deben buscar las mejores prácticas para cultivar el desarrollo de un médico completo, resiliente y hacer énfasis tanto en la adquisición de técnicas y conocimientos científicos como en su maduración humanista, trabajando en la formación de una identidad profesional médica. Esta se podría definirse como una representación de sí mismo, en la cual las características, las normas, los valores e ideales, y el andamiaje ético de la profesión médica sean internalizados y resulte una forma de pensar, actuar y sentir como médico. Se centra en el desarrollo moral y profesional de los estudiantes, y en la integración de su maduración individual con las crecientes competencias clínicas, y sus habilidades para mantenerse fieles a sus valores personales y profesionales (Wald *et al.*, 2015). Como con cualquier otra competencia, el desarrollo de las habilidades, comportamientos y actitudes humanísticas requiere un proceso de aprendizaje activo.

En esa misma línea, Dobkin enfatiza la necesidad de instruir a los enseñantes para que puedan transmitir a los estudiantes de medicina cómo trabajar como una persona integral, que asiste a los pacientes en tanto que personas en su totalidad (Dobkin, 2016). Se insiste también en la necesidad de "re-humanizar" la formación y la práctica de la medicina, lo cual debe empezar con la actitud respetuosa de los docentes hacia los estudiantes, tomando el modelo de una práctica centrada en las relaciones. De esa manera se busca transmitir a los estudiantes la búsqueda de metas como lograr transformarse en médicos compasivos y competentes, sin sacrificar su bien estar o dañar su identidad profesional (Oró *et al.*, 2021).

Nos parece oportuno en esta instancia mencionar el concepto de profesionalismo. Entendemos por profesionalismo a la disposición y capacidad de un profesional, en el ejercicio de su profesión, a considerar prioritario en su conducta a todo lo relacionado con su buena actuación profesional, o sea atender las necesidades y derechos del paciente. Durante el año 2002, el American Board of Internal Medicine (Consejo Americano de Medicina Interna, [ABIM]), junto al American College of Physician (Colegio Médico Americano, [ACP]) y la Federación Europea de Medicina Interna, publicaron una carta que resumió el trabajo de años relacionados con el tema ABIM Foundation. En dicha carta se determina el profesionalismo como la base del contrato de la medicina con la sociedad. Menciona que "exige poner los intereses de los pacientes por encima de los del médico, establecer y mantener estándares de competencia e integridad, y proporcionar asesoramiento experto a la sociedad en cuestiones de salud". Sostienen que lo sustentan en tres principios fundamentales: la supremacía del bienestar del paciente, el respeto a la autonomía del paciente y el principio de justicia social. El conjunto de responsabilidades profesionales que considera inherentes al profesionalismo se mencionan en la Tabla 3:

Tabla 3. Responsabilidades profesionales que considera
inherentes al profesionalismo

RESPONSABILIDADES PROFESIONALES
Compromiso con la competencia profesional.
Compromiso con la honestidad hacia los pacientes.
Compromiso con la confidencialidad del paciente.
Compromiso de mantener relaciones adecuadas con los pacientes.
Compromiso con la mejora de la calidad de la atención.
Compromiso de mejorar el acceso a la atención.
Compromiso con una justa distribución de recursos finitos.
Compromiso con el conocimiento científico.
Compromiso de mantener la confianza mediante la gestión de conflictos de intereses.
Compromiso con las responsabilidades profesionales

Fuente: ABIM Foundation *et al.* (2002)

Siempre que se incluyan en estas premisas, la definición personal de profesionalismo requiere de una maduración personal de las calidades humanas y éticas, y a la construcción de una identidad profesional, tal como comentamos. Consideramos que dentro de las premisas del profesionalismo incluimos, claro está, estar adecuadamente formado para la tarea que realiza, y dedicar el tiempo necesario para la formación continua. En lo que respecta al momento de la consulta con paciente, dedicarle a cada uno el tiempo que considera necesario para brindarle la mejor atención, atendiendo tanto la necesidad *científicas*, en el sentido de dedicarle tiempo a realizar una anamnesis y examen físico completos y exhaustivos si así lo requiere; como a las necesidades de *contención y de escucha* que puede llegar a tener el paciente, con una actitud de cuidado y respeto, asegurando además siempre la autonomía del paciente y la confidencialidad. Estas premisas deben mantenerse independientemente de otros factores como el interés puntual por la patología del paciente, los problemas personales, cansancio, preocupaciones externas u otros. Finalmente, y no menos importante, consideramos que mostrar profesionalismo es también tener una actitud de reflexión acerca de uno mismo, de constante revisión y cuestionamiento de nuestras decisiones o incluso nuestros planteos diagnósticos, ya que permanecer rígido en una posición inicial, o no reconocer un error, o la posibilidad de una interpretación diferente de un cuadro clínico, claramente va en detrimento del paciente. En el mismo sentido, la capacidad de trabajar en equipo, de respetar las diferentes opiniones o puntos de vista de colegas u otros miembros del equipo tratante, son características del profesionalismo, ya que requieren "poner de lado" la perspectiva propia para poder beneficiar al paciente con la disposición del trabajo en equipo. Además, el profesionalismo también hace referencia a actitudes hacia la sociedad, incluyendo considerar los costos de la atención, y la distribución de los recursos.

Soto (Soto-Faúndes y Pérez-Villalobos, 2022) propone la práctica reflexiva como una posibilidad real para avanzar en el aprendizaje y evaluación del profesionalismo. Destacan el rol del aprendizaje reflexivo como generador de transformación genuina y permanente, y proponen implementar la medicina narrativa en los programas educativos con el objetivo de fomentar la autorreflexión y pensamiento crítico.

Consideran que favorece una práctica médica humana y eficaz, y la formación de una identidad profesional genuina. El cuidado del bien estar de los médicos en formación también es de fundamental importancia para poder desarrollar conductas y actitudes profesionales (Dyrbye *et al.*, 2010).

Programas basados en *Mindfulness* (o atención plena)

El término *mindfulness* –o atención plena– se ha vuelto un principio guía de algunos esfuerzos reflexivos. Podría considerarse que el propósito principal en medicina es promover la reflexión, la auto-conciencia y el bienestar en la educación médica, que rige tanto a nivel de la enseñanza de pregrado, como en la formación de médicos residentes, y en formación continua. De hecho, los orígenes de la palabra "atención plena" están dentro del contexto de un marco filosófico que enfatiza la *atención plena correcta* como uno de los ocho principios para vivir una vida justa y transformadora (Epstein, 2020).

Los programas basados en *mindfulness* son unas prácticas que combinan las intervenciones formales e informales centradas en prestar atención en una forma particular: en el momento presente y sin prejuzgar. Incluye dos componentes: la autorregulación de la atención, y la forma en la que se enfrentan las experiencias. A su vez, la autorregulación incluye la observación sin prejuicios y la autoconciencia de las sensaciones y pensamientos (Oró *et al.*, 2021). La atención plena no es lo mismo que la reflexión. Mientras que la reflexión a menudo se refiere a actividades realizadas después del hecho, la atención plena es una práctica en el momento. La atención plena en la medicina incluye la capacidad de atención sin prejuicios hacia uno mismo y hacia el otro en el momento durante el trabajo diario, y con el objetivo de actuar con claridad, resolución, compasión, sabiduría práctica y eficacia interpersonal. Nuestra responsabilidad como educadores médicos es hacer todo lo posible para ayudar a nuestros estudiantes y colegas jóvenes a adquirir esas capacidades, de claridad momento a momento, de tolerancia a la ambigüedad, de inteligencia emocional y de conciencia ética, enmarcadas por la capacidad de contener contradicciones e inconstancia en la información (Epstein, 2020). Las capacidades también abarcan las habilidades de conciencia de sí mismo, reconocimiento de sus propias emociones y metacognición, o sea de la capacidad para reflexionar sobre el propio razonamiento y desarrollar conciencia y control sobre los procesos de pensamiento y aprendizaje. La escritura reflexiva, como comentaremos posteriormente, tiene este fin, por su poderosa capacidad de examinar e iluminar las experiencias críticas (Wald *et al.*, 2015).

Otro punto fundamental es el desarrollo de la resiliencia, que podríamos definir como las habilidades para mantener un bienestar personal y profesional ante situaciones de estrés y adversidad. Para el adiestramiento de los estudiantes en la preparación de esos escenarios, Wald propone diferentes módulos. Uno de ellos consiste en la práctica de simular escenarios en los que el estudiante se enfrenta a situaciones desafiantes que podrían plantearse en la vida profesional (por ejemplo, el reclamo de una familiar ante un paciente muy enfermo, o situaciones de conflictos entre profesionales). Posteriormente, se realizan sesiones de reflexión con los enseñantes. Más allá de corregir una buena o mala respuesta, se plantea la necesidad de mantener la coherencia y la plena conciencia de las respuestas ante una situación de tensión (Wald *et al.*, 2015). Entre las prácticas que considera favorecedoras de *mindfulness*, Wald propone la inclusión en la currícula médica de programas de reflexión incluyendo temas como el rol significativo de las relaciones interpersonales, tanto médico-paciente como entre pares, la meditación, y medicina narrativa (Wald *et al.*, 2015). Otras propuestas son las terapias comportamentales y cognitivas adaptadas a las particularidades de los estudiantes de medicina con contribuciones de los campos de la filosofía, psicología y neurociencias (Oró *et al.*, 2021). También se han propuesto cursos de ética profesional, el acompañamiento tutorial de los estudiantes, entrenamientos en empatía y compasión, y la modificación de los ambientes de aprendizaje para ser más acordes a un apoyo y acompañamiento nutritivo de los estudiantes (Hutchinson y Liben, 2020). Hitchininson describe la experiencia innovadora adoptada en McGill University en Montreal, en las cuales se realizan talleres enfocados en enseñar congruencia clínica reflexiva, combinando la presencia significativa, con el objetivo específico de estar plenamente presente en las relaciones clínicas. Los autores encontraron alto grado de aceptación por parte de los estudiantes. Uno de los mayores beneficios encontrados, según los autores, fue que los estudiantes lograron conocerse mejor, y relacionarse en una forma más profunda. Consideran que se trata de un beneficio sustancial del curso, ya que los protege de la sensación de aislamiento que frecuentemente sienten los médicos, y constituye un paso importante en la contribución del bien estar de los estudiantes y la preparación para relacionarse más profundamente con sus pacientes.

Dobkin y Balass sostienen que en presencia de médicos que valoran el balance, la compasión, y el autocuidado, los estudiantes sientes el reaseguro de que su ron en el cuidado de los pacientes es valioso y significativo. Sostienen que los programas de *mindfulness* contribuyen a mejorar su bien estar y a la formación de su identidad profesional (Dobkin y Balass, 2014). Los estudios realizados al por el equipo al respecto arrojaron resultados beneficiosos tanto para los médicos como para los pacientes (Dobkin, 2016; Dobkin *et al.*, 2016). Tuvieron como objetivo mejorar el bienestar de los médicos ofreciendo un curso de reducción del estrés basado en *mindfulness* –*Mindfulness-Based Stress Reduction* (MBSR)– que enseña atención plena y manejo del estrés, y estudiaron su impacto en la atención médica. Para tal fin diseñaron un estudio de cohorte longitudinal, en el cual se realizaban cuestionarios antes y después de la realización del curso, evaluando scores de *burnout*, depresión, estrés, sensación de realización personal y atención plena. A su vez entrevistaron a los pacientes mediante la escala de Rochester Communication Rating Scale (RCRS) después de que sus médicos tratantes hubieran realizado el curso. Se trata de un cuestionario en el cual los pacientes califican la atención recibida por el médico respecto a cuatro dominios de comunicación centrada en el paciente que han demostrado tener efecto positivo sobre la salud: Interés del médico en el paciente como persona; comprensión de la experiencia del paciente en cuanto a su enfermedad; atención al contexto; participación en la atención. Finalmente se registraron entrevistas que fueron analizadas y decodificadas por un equipo de analistas utilizando el Sistema de Análisis de Interacción de Roter (RIAS por sus siglas en inglés). Se trata de un sistema de codificación confiable con validez predictiva en la evaluación de la comunicación del paciente y el clínico durante los encuentros médicos. El analista determina en base a datos claves que pesquisan en la entrevista si el encuentro fue centrado en el paciente o centrado en el médico. Se tienen en cuenta el número intervenciones y la dominación verbal (se evalúa la relación entre el tiempo y tipo de intervención del médico y la conversación del paciente durante la visita), y se calculan de acuerdo con un manual estandarizado por un equipo independiente con experiencia codificando las cintas de audio. Estas técnicas sumamente valiosas en investigación cualitativa permiten una medición confiable y validada del contenido de las entrevistas, ofreciendo información relevante acerca de la utilidad de este tipo de intervenciones (Dobkin *et al.*, 2016). Los autores concluyen que el entrenamiento en prácticas de *mindfulness* tuvo un impacto directo y positivo en el bienestar de los médicos, que se pudo observar por mostrar menores niveles de estrés y agotamiento, y un incremento de la percepción de la vida como significativa. A su vez, las evaluaciones de los pacientes en cuanto al encuentro clínico sugirieron que la atención centrada en el paciente aumentó cuando sus médicos estaban más atentos, menos estresados y agotados. También pudieron observar que cuando los clínicos experimentaron menos despersonalización, sus pacientes reportaron sentirse mejor comprendidos (Dobkin *et al.*, 2016).

APORTES DE LA PSICOLOGÍA

Las emociones intervienen en todos los procesos humanos, no solamente en nuestro estado de ánimo, sino también en los procesos interpretativos, como detallamos en el apartado de fenomenología y la hermenéutica. Podemos decir que las emociones intervienen en nuestra capacidad de actuar de manera racional. Darwin realizó un profundo estudio de las funciones sociales y adaptativas de las emociones. Profundizando el concepto, Freud enfatizó que las emociones son esenciales para la conciencia y el juicio consciente. En este sentido, tal como enfatiza Kandel en *La era del inconsciente*, emoción y razón, lejos de contraponerse, están inseparablemente entrelazadas (Kandel, 2013). Para Kandel, las emociones son mecanismos biológicos instintivos que dan color a nuestra vida y nos ayudan a afrontar las dos tareas fundamentales de la existencia: buscar el placer y evitar el dolor. Intervienen en todos los procesos humanos. Los eventos internos o externos que afectan a una persona, que es poseedora de dimensiones físicas, psicológicas, espirituales y socioculturales, son percibidas y mediadas por emociones (Krikorian y Limonero, 2012). Así, citamos las reflexiones del Dr. Greca (Greca, 2005) al referirse a "Lo médico y los Científico":

Conocer y comprender no son sinónimos; la comprensión tiene un componente emocional que la ciencia es incapaz de abarcar. La ciencia nos puede explicar el dolor en los vericuetos de su neuroquímica, sus receptores y sus vías nerviosas, pero nada puede decirnos del sufrimiento. Y es en ese afán de comprender además de conocer que el médico no debe renunciar a la exploración prudente pero desinhibida de nuevas estrategias.

Importancia de la formación acerca del concepto de dolor y sufrimiento

La práctica médica nos acerca inexorablemente a enfrentarnos con el dolor y el sufrimiento. Para poder comprender el paciente sufriente, es fundamental en primer lugar reconocer que la intensidad del dolor depende no solo de su origen físico, sino también de los factores psicológicos, sociales, espirituales y culturales. El ya clásico concepto de dolor total toma en consideración todos estos componentes (ver Figura 1) (Dalal y Bruera, 2011). De la misma manera, se acuña el concepto de fenómeno dolor, que considera sus dimensiones más allá del puro aspecto sensitivo nociceptivo, y se expande al concepto de sufrimiento, y de conducta asociada al dolor.

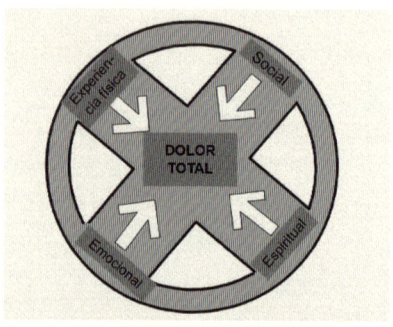

Figura 1. Cuatro componentes del dolor total (Dalal y Bruera, 2011)

El manejo de un paciente con dolor requiere de habilidades particulares de escucha y comprensión, y por lo tanto, de una formación humanística integral. En efecto, el dolor afecta todas las esferas de la persona, altera profundamente la calidad de vida (Krikorian y Limonero, 2012) y requiere una disposición apropiada, para la que cuál resulta fundamental capacitar a los médicos en formación. La sensibilidad y empatía son indispensables para poder comprender y manejar los factores relacionados con creencias personales, emocionales, espirituales/ existenciales, que interactúan sinérgicamente entre sí (Dalal y Bruera, 2011; Krikorian y Limonero, 2012; Krikorian *et al.*, 2012) (ver Figura 2). Si la perspectiva del médico se restringe a una concepción organicista que centra su interés en la etiología del proceso doloroso, se descuidan las consecuencias del dolor en sí, desatendiendo así la motivación del paciente dolorido. Esto puede llevar a una sensación de incomprensión por parte del enfermo, incrementando considerablemente su sufrimiento. Además, es probable que afecte la relación médico-paciente, y en consecuencia la adherencia a las diferentes medidas diagnósticas y terapéuticas que se intenten establecer.

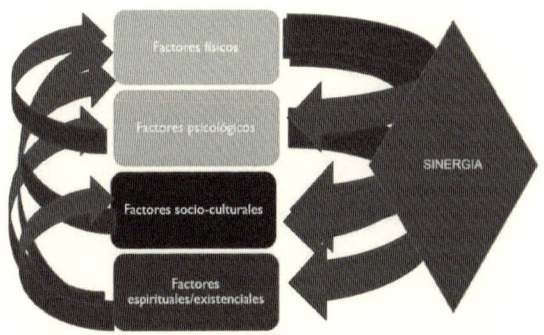

Figura 2. Factores asociados al sufrimiento (Elaboración propia)

El sufrimiento constituye un estado de distrés severo, asociado a eventos percibidos como amenazantes para la integridad de la persona (Cassell y Rich, 2010). Se manifiesta como una respuesta emocional negativa, inducida por diferentes sensaciones como el dolor, el temor, la ansiedad, la angustia, la pérdida emocional, la bronca y la tristeza. También se relaciona con la sensación de impotencia, sensación de abandono, de frustración, de fracaso, de culpa y con la desesperación. Está íntimamente relacionado con el miedo a la muerte y la ansiedad asociada a la muerte, y/o percepción personal de su destrucción inminente (Cassell y Rich, 2010; Krikorian y Limonero, 2012; Pronk, 2005), (Ver Figura 3). Para Krikorian, el sufrimiento constituye una experiencia personal, individual, única, que afecta todas las dimensiones de una persona. Requiere conciencia de sí mismo, sentido de identidad personal, sentido de futuro y de pasado, y deseo de preservar la identidad (Krikorian y Limonero, 2012).

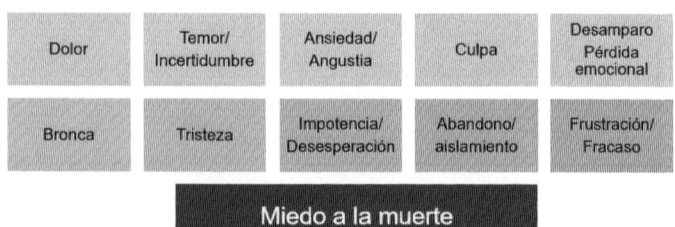

Figura 3. Concepto y componentes del sufrimiento (Elaboración propia)

Modulación del Sufrimiento

Krikorian desarrolla un esquema interpretativo de los mecanismos de afrontamiento del sufrimiento (Krikorian y Limonero, 2012; Krikorian, 2012) (ver Figura 4). Ante un evento, se activan simultáneamente los procesos regulatorios y de afrontamiento. Cuando el acontecimiento se percibe como un reto y los recursos empleados en los procesos regulatorios son suficientes, ocurre el eustrés. El estrés se considera un conjunto de recursos del organismo para restaurar la homeostasis luego de una injuria. Esta repuesta involucra un conjunto de procesos interdependientes, tanto neurológicos, endocrinos, y de procesos inmunes que comprenden al supersistema. En contraste el distrés ocurre cuando los eventos son percibidos como amenazantes, y los recursos son percibidos como insuficientes para permitir que la persona se adapte y afronte el evento. Si la amenaza disminuye o los recursos se fortalecen, este proceso puede llevar a la

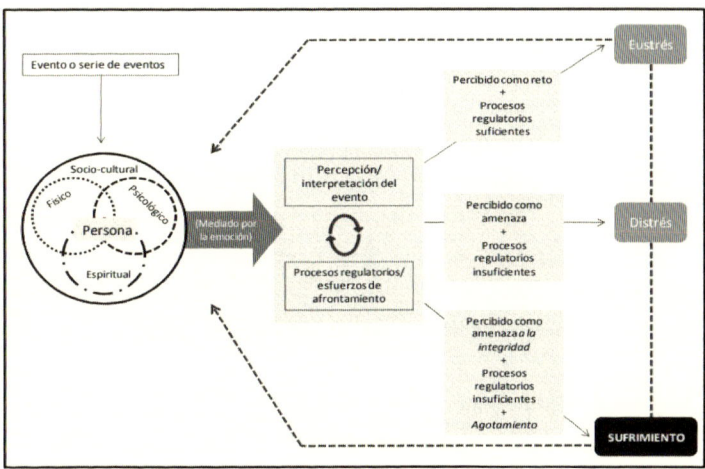

Figura 4 Visión integral del sufrimiento según Krikorian (2012)

adaptación. En cambio, cuando la amenaza es percibida como un daño a la integridad de la persona y todos los recursos parecen insuficientes, el proceso lleva a la extenuación y al sufrimiento.

Consideramos esencial incluir en la educación médica el reconocimiento de los principios relacionados con el origen y la modulación del sufrimiento. Esta enseñanza resulta imprescindible, ya que acompañar y aliviar el sufrimiento es una función troncal de la medicina. Surge la necesidad entonces de identificar integralmente las necesidades del enfermo, y considerar en su cuidado los aspectos emocionales y sociales, así como también sus necesidades espirituales, entendiendo por éstas al conjunto de aspiraciones, convicciones, valores y creencias que permiten a cada persona orientar sus proyectos de vida. Las ciencias humanas, en sus diferentes formas, son una herramienta de gran valor en el entrenamiento que requiere adquirir las habilidades comunicacionales para lograr la empatía, apertura mental hacia diferentes visiones, y de sensibilidad cultural que requiere esta tarea (Davidson *et al.*, 2021; Mukunda *et al.*, 2019). Incluye aprender a reconocer la influencia de las creencias de los pacientes, sus principios existenciales, sus valores, sus compromisos y sus metas, y de esa manera poder ayudarlos a evaluar sus opciones únicas e individuales para enfrentar las diferentes formas de distrés.

Es necesario tener en cuenta que no solo los pacientes con enfermedades avanzadas y devastadoras pueden experimentan intenso dolor y sufrimiento, sino también aquellos con patologías que no representan un riesgo vital, pero que son percibidas como incapacitantes por el impacto del dolor, y/o porque representan la frustración de las metas de una persona, y están asociadas a dolor espiritual o existencial (Pronk, 2005). Apoya este concepto el estudio realizado por Meldrum de los relatos de niños con dolor crónico (Meldrum *et al.*, 2009). El análisis de estos testimonios sugiere que muchos pacientes experimentan una sensación de alejamiento progresivo de la imagen de la persona que habrían deseado ser, y sienten al dolor como obstáculo para la realización de actividades personales y objetivos, experimentan miedo acerca de cómo el dolor va a afectar su futuro, y se sienten diferentes a sus pares. En muchos casos, existe un sentimiento creciente de aislamiento cuando no son capaces de compartir sus experiencias y emociones, eligen esconder el dolor a sus padres y amigos, y perciben una falta de comprensión por parte del médico. Estas emociones se ven reforzadas por la experiencia de dolor continuo persistente, la falta de validación médica y la ausencia de tratamiento efectivo (Meldrum *et al.*, 2009). Vemos en estos casos cómo toma particular jerarquía la comprensión de las perspectivas individuales del paciente para poder asistirlo.

Otra situación actual que merece especial atención es la relativa al sufrimiento de los pacientes tras haber padecido COVID, en lo que se denominó Síndrome de *Long COVID* o COVID prolongado. La singularidad de este fenómeno comienza con el surgimiento del nombre del padecimiento. En efecto, el término *Long COVID* fue acuñado como "La primera enfermedad descripta por los pacientes encontrándose entre ellos en twitter" (Callard y Perego, 2021). Fue introducido por primera vez, en los primeros meses de la pandemia, por personas que habían padecido COVID-19 y que estaban en búsqueda de un nombre para sus síntomas y experiencias, y encontraron su voz y comunidad en las redes sociales. Les permitió tener un término para reconocerse, no sentirse tan solos, y compartir sus historias, sus síntomas, y sus formas de enfrentar el padecimiento (Verduzco-Gutierrez *et al.*, 2021). Muchos médicos padecieron la enfermedad, por su exposición al atender pacientes infectados. Su contribución jugó un papel importante, al poder emplear el tipo de lenguaje necesario para entablar un diálogo con la práctica médica y, por lo tanto, jugó un papel clave en la aceptación del *Long COVID* como una condición médica reconocida (Callard y Perego, 2021). Una de las principales características del *Long COVID* fue la presencia de múltiples síntomas de larga duración, semanas a meses luego de padecido lo que en general era una "infección leve" por COVID, sin una repercusión objetivable en estudios clínicos. Las principales manifestaciones eran cansancio, fatiga, falta de aire, mareos, cefalea, dolores musculares o articulares, sensación de opresión en el pecho, sensación de niebla mental, disfunción cognitiva (pérdida de la memoria, alteraciones en la concentración), confusión, febrícula o fiebre persistente, palpitaciones, y una amplia gama de manifestaciones psicológicas y emocionales que resumimos en la Figura 5 (Ziauddeen *et al.*, 2022; Yelin *et al.*, 2022). Solo para demostrar el impresionante impacto del cuadro, y parar que los médicos nos olvidemos lo sucedido, menciono que en el estudio de Ziauddem, que involucró 2526 pacientes no hospitalizados -con COVID confirmado o sospechado, autoreportados como *"Long COVID"*, al término del seguimiento 7 meses, el 64,4% eran incapaces de realizar las actividades habituales, en el 75% de los casos afectó su trabajo, y más de la tercera parte presentó reducción de ingresos debido a COVID. La situación fue alarmante a tal punto que llevó a algunos autores a destacar las implicancias éticas planteadas por el impacto clínico de la COVID a largo plazo –y no solamente centrarnos en los pacientes hospitalizados con CODIV agudo (Verduzco-Gutierrez *et al.*, 2021).

El aprendizaje fundamental desde el punto de vista ético y humanístico de tal situación surge de la concordancia de los testimonios acerca de que la falta de validación por parte de los médicos de su padecimiento, por no presentar alteraciones en pruebas objetivas, era uno de los mayores motivos de angustia. A pesar de la ausencia de manifestaciones objetivas del malestar, los síntomas subjetivos provocaban un alto impacto en la calidad de vida de los pacientes, y eran altamente discapacitantes. Esta situación resultaba en muchos casos devastadora, en un contexto social de pandemia, dado el alto nivel de incertidumbre, y la altísima demanda social en tiempos de crisis. En los casos en los que los médicos fueron afectados, se vivía la situación de la necesidad de volver rápidamente a sus tareas laborales, temiendo cometer errores por su situación clínica. En pacientes con otro tipo de actividades, la situación general de crisis económica los tornaba vulnerables a perder sus trabajos por sus padecimientos subjetivos. Estas

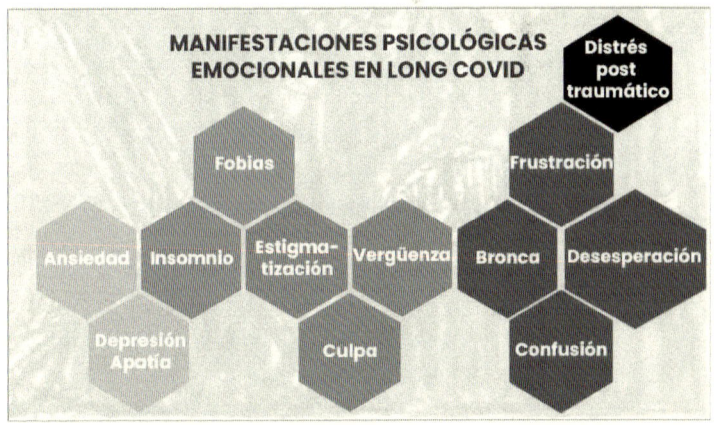

Figura 5. Manifestaciones psicológicas y emocionales descriptas en pacientes con Long COVID (Elaboración propia)

experiencias ponen de relieve la importancia de la formación de los médicos para que logremos alcanzar una actitud más empática y sensible.

Algunos autores reflexionaron acerca de este fenómeno, comentando que, al darle un nombre a su padecimiento, y difundir información acerca de su condición individual, los pacientes transformaron su experiencia subjetiva en una colectiva (Roth y Gadebusch- Bondio, 2022). Los autores también recogen algunos testimonios demostrativos de los pacientes, que nos hacen reflexionar acerca del formidable impacto de la disposición del médico y su actitud de apertura hacia el padecimiento de sus pacientes, y el daño que genera una mirada estrecha y organicista. Estos testimonios, que son consistentes con los que pudimos observar en nuestra práctica diaria, son sumamente interesantes para analizar con alumnos o médicos en formación, por ser particularmente ilustrativos. Algunos de los testimonios que destacan los autores son los siguientes:

> – *Their suffering was invisible* [Su sufrimiento era invisible].
>
> – *I have no proof of my infection other than the accounts of thousands of people who are describing a similar experience of prolonged, fluctuating, and debilitating symptoms lasting for months* [No tengo otra prueba de mi infección que el testimonio de miles de personas que describen una experiencia similar de síntomas prolongados, fluctuantes y incapacitantes de meses de duración].
>
> – *There is a marked difference between tests being within normal limits and a patient being well* [Hay una marcada diferencia entre que un paciente tenga los estudios dentro de los límites normales y que un paciente esté bien].

Sugiere un "enfoque basado en los síntomas" como el único camino viable porque permite que la persona afectada sea tratada con respeto y comprensión, además de ser tratada de manera justa incluyendo ante su incapacidad para trabajar.

Otros autores, como Verduzco-Gutierrez (Verduzco-Gutierrez *et al.*, 2021) también han recopilado algunos testimonios ilustrativos:

> – *No one believes me. I feel COVID is eating up my brain.* [Nadie me cree, siendo que el COVID me come el cerebro]
> – *Their sleepless nights and headaches can only be described* [Las noches de insomnio y las cefaleas sólo pueden ser descriptas].
> – *Symptoms are taking over their life and no one understands or wants to listen* [Los síntomas se apoderan de su vida, y nadie los entiende o los quiere escuchar].

Otros autores han recogido testimonios relacionados con sentimiento de culpa o de gratitud, y nos compartan algunas estrategias que utilizaron las pacientes hacer frente a los factores estresantes, y que podemos ensañar a nuestros alumnos para su acercamiento a situaciones similares. (Heiberg *et al.*, 2022):

> – *I did feel guilty. But when she survived and recovered quickly, the relief was so great, and I was so grateful that I decided to become a new and better person!* [Me sentí culpable. Pero cuando sobrevivió y se recuperó rápidamente, el alivio fue tan grande, me sentí tan agradecida, que decidí convertirme en una mejor persona].

Finalmente, destacamos el alivio de los pacientes ante el reconocimiento de sus síntomas, descripto en los testimonios de Callan (Callan *et al.*, 2022):

> – *I have to say it was when my GP said 'yes, we recognize what you've got as Long COVID-19 and we're treating it as…' And… that was a key moment for me* [Tengo que decir que fue cuando mi médico de cabecera dijo 'sí, reconocemos lo que tienes como Long COVID-19, y lo estamos tratando como…' Y… ese fue un momento clave para mí].

Vemos en esta condición un ejemplo notable de la necesidad de los pacientes de ser escuchados por sus médicos, en particular en una situación en la cual la incertidumbre, angustia, el miedo a las consecuencias de la enfermedad, incluso la muerte, eran particularmente sensibles dado la situación de pandemia y el panorama oscuro que se llegó a visualizar en los momentos más críticos. Muchos se sintieron invadidos por sensaciones de ser incomprendidos, menospreciados y estigmatizados, y sufrían por la sensación de aislamiento y la ansiedad relacionada con la incertidumbre. Como elemento esclarecedor, resulta conmovedor el alivio que manifestaron muchos pacientes al ser escuchados y reconocidos. Verduzco-Gutierrez llama a un pedido a la comunidad médica diciendo: *It is time to listen to all of those who say, 'I don't have my life back'* [Es hora de escuchar a aquellos que dicen 'no pude recuperar mi vida'] (Verduzco-Gutierrez *et al.*, 2021).

Necesidad de los médicos de adquirir herramientas para afrontar situaciones relacionadas con el final de la vida

Otras veces el dolor es experimentado por pacientes que se encuentran al final de la vida, en cuidados paliativos. En estos pacientes, las medidas estarán destinadas a afrontar el dolor y el sufrimiento y mejorar su calidad de vida. Hay que tener en cuenta que la definición de calidad de vida es única e individual para cada paciente, y, por lo tanto, es necesario tratar a cada paciente en forma individualizada y holística. Los médicos de cabecera tienen un papel privilegiado en la atención del paciente en cuidados paliativos, ya que tienen la ventaja de tener ya establecida una relación médico-paciente, que puede ser incluso fortificada en las últimas etapas de la vida (Dalal y Bruera, 2011; Desai *et al.*, 2007). Es de fundamental importancia valorar esta tarea. Diversos testimonios de pacientes con enfermedades terminales reflejaron la necesidad de la presencia del médico más que nunca y un gran temor a no recibir su atención habitual. Es menester trabajar para desterrar la sensación del médico de que "no hay más nada que hacer", ya que transmitir por el discurso o la actitud esta idea puede llevar a una sensación de desamparo y abandono que intensifican el dolor y sufrimiento (Back *et al.*, 2009).

La problemática de la necesidad de los médicos de adquirir herramientas para afrontar situaciones relacionadas con el final de la vida fue abordada por varios autores. Una revisión hecha por Brown en 2006 sugiere que los internistas pueden (y deben) estar preparados para aliviar el sufrimiento en el final de la vida, ayudando a los pacientes a lograr una sensación de paz y de completitud en lo que se refiere al sentido dado a su vida (Brown *et al.*, 2006). En un estudio realizado por Kelly y colaboradores en 2008 (Kelly *et al.*, 2008), se evaluaron la problemática psicológica emergente de 50 médicos internistas que brindaron atención paliativa a pacientes murientes. Se utilizó para ello un cuestionario semi-estructurado que abordó aspectos de la relación médico-paciente, la experiencia emocional al comunicar los diagnósticos y los pronósticos, el abordaje de las preocupaciones psicológicas de los familiares, entre otras. Los resultados indicaron que existieron numerosos desafíos en las entrevistas con los pacientes y sus familiares al abordar el tema de la muerte, y dificultades para interpretar las emociones y las demandas de los pacientes terminales. Estos datos cualitativos remarcan la importancia del entrenamiento de los médicos que permita la adquisición de herramientas para afrontar esos desafíos con menor desgaste emocional.

Back estudio la efectividad del entrenamiento en habilidades comunicacionales para pasantes de postgrado en clínicas de oncología (Back *et al.*, 2007). Se realizaron talleres específicos para enseñar habilidades de comunicación relacionadas con la trayectoria de enfermedad de los pacientes. Se grabaron las consultas de los pasantes con pacientes simulados (actores entrenados a tal fin), que incluían dar malas noticias, y discutir las transiciones hacia los cuidados paliativos, tanto antes como después de la realizaron de los talleres de comunicación. Las grabaciones eran posteriormente analizadas por codificadores expertos independientes, que estaban ciegos respecto a la intervención (desconocían si los médicos habían recibido el entrenamiento o no).

En comparación con los encuentros de pacientes estandarizados previos al taller, los encuentros posteriores al taller mostraron significativamente mejores habilidades para dar noticias y para comunicar la transición. Nos resultó destacable que en el 91% de los casos los codificadores eran capaces de identificar si un encuentro estandarizado ocurrió antes o después del taller en el 91% de las audiograbaciones, dejando de manifiesto el impacto formidable del mismo en las habilidades de comunicación e los pasantes para esos aspectos específicos abordados.

Uno de los desafíos que enfrentamos asegurar a los pacientes sin posibilidades de tratamiento curativo una muerte digna, esto es: el control y el alivio del dolor y del sufrimiento, el acompañamiento afectivo y espiritual, el respeto por la autonomía y la adecuación del esfuerzo terapéutico a las necesidades de cada persona. Significa, en definitiva, realizar otro tipo de prácticas relacionadas con las necesidades reales de cada paciente, asegurando el respeto a la autonomía personal y al sentido de dignidad que cada persona elige en los finales de la vida (Maglio *et al.*; 2016). En este contexto se prevé la posibilidad de que el paciente pueda tomar directivas anticipadas acerca de los cuidados que aceptaría o no recibir en las últimas etapas de su vida. Las directivas anticipadas consisten en la declaración de voluntad de una persona, rechazando la implementación de métodos que considera extraordinarios y desproporcionados, que prolongan artificialmente la vida (Maglio *et al.*; 2016). Acompañar a los pacientes y sus familiares en estos momentos, alcanzar una comunicación efectiva que permita al mismo tiempo aportar al paciente toda la información que requiere para poder tomar las decisiones adecuadas a su situación clínica, y con la sensibilidad suficiente para poder asistir emocionalmente, tanto al paciente como a su familia, resulta un verdadero desafío. A su vez, en caso en los que los pacientes ya no estén en condiciones de tomar decisiones, las familias y los equipos de salud deben hacer los mayores esfuerzos para que las decisiones en los finales de la vida sean consistentes con las creencias y valores de los sujetos involucrados directamente, priorizando realmente lo que el muriente decidiría si estuviera en condiciones de hacerlo (Maglio *et al.*; 2016).

El acompañamiento de los mentores a los médicos en formación en situaciones como estas de una importancia trascendental. Citamos un extracto del trabajo de Branch (Branch 2000) que consideramos particularmente ilustrativo al respecto, y que nos obliga, una vez más, a los mentores a reflexionar acerca de la crucial del ejemplo que brindamos en cada momento de nuestra práctica médica, y del impacto que eso tiene en nuestros estudiantes y residentes.

> *Third-year medical students in a small-group teaching session asked about getting permission from patients for "DNR" orders. Knowing glances passed among the students when one of the faculty members in the session said that DNR permission should be obtained without coercion. Several students said, "I've seen it done by saying things like 'You don't want them shoving a tube down your throat,' or 'Jumping up and down on your chest.'" The relief of the students was almost audible when several faculty members explained how to explore advance directives tactfully and sympathetically with patients* [Se preguntó a estudiantes de tercer año de medicina en una sesión de enseñanza en grupos pequeños acerca de cómo abordar a los pacientes para tomar directivas de no reanimar. Miradas de complicidad se cruzaron entre los estudiantes cuando uno de los mentores dijo que las directivas de no reanimar deben obtenerse sin coacción. Varios estudiantes dijeron, "He visto que se han tomado directivas de no reanimar diciendo cosas como 'No quieres que te metan un tubo por la garganta', o 'que estemos saltándote arriba y abajo sobre el pecho.'" El alivio

de los estudiantes fue casi audible cuando varios mentores explicaron cómo explorar las directivas anticipadas con tacto y compasivamente con los pacientes].

Burnout, distrés emocional del médico y rol de los grupos Balint

Es fundamental tener presente que muchos estudiantes de medicina y médicos en formación experimentan algún grado de síndrome de *burnout*. Se trata de un síndrome resultante del estrés relacionado con el trabajo caracterizado por agotamiento emocional, sentimientos de desapego hacia los pacientes o sensación de despersonalización, y un bajo sentido de realización personal. Diversos estudios han sido contundentes en cuanto a que el *burnout* es más frecuente en los médicos que en la población general, y en particular los síntomas depresivos son mayores en los estudiantes de medicina y médicos residentes (Dyrbye *et al.*, 2014). Esta problemática afecta el bien estar de los afectados, contribuye además al agotamiento, puede erosionar el profesionalismo, contribuir a errores médicos, conducir a la ideación suicida y el desgaste, y ser un factor en el abuso de sustancias y dificultades de relación (Dyrbye *et al.*, 2010; Dyrbye *et al.*, 2008; West *et al.*, 2006). Los grupos Balint, entre otras estrategias de análisis de situaciones de distrés emocional, pueden contribuir al bienestar estudiantil y médicos en formación.

Michael Balint, un psicoterapeuta húngaro, sostenía desde 1950 que en el centro de la medicina siempre hay una relación humana entre el médico y el paciente, y con esa filosofía instalaron grupos para apoyar a los médicos en sus experiencias emocionales relacionadas con estar con pacientes (Gajree, 2021). Recientemente, esos grupos se han difundido en diversos centros asistenciales con el mismo fin.

Se ha propuesto igualmente que los grupos Balint que pueden ser de gran valor para ayudar a los estudiantes de medicina a una mejor comprensión del rol de las emociones en la relación médico-paciente, y se han evaluado como una intervención para apoyar a los estudiantes a procesar los aspectos emocionales de sus encuentros con los pacientes.

Torppa y colaboradores (Torppa *et al.*, 2008) realizan un estudio cualitativo esclarecedor acerca de las funciones de los encuentros en los estudiantes de medicina, ya que describen los contextos y desencadenantes de los casos presentados por los estudiantes en los grupos Balint liderados por psicoanalista con experiencia en tales grupos y coliderados por médicos docentes de prácticas clínicas. Describen y analizan los temas que surgieron en las discusiones. La metodología empleada fue una técnica cualitativa en la cual se grababan las sesiones, posteriormente se analizaban con las notas que tomaban los coordinadores y co-cordinadores durante o inmediatamente después de las entrevistas, codificando lo antedicho. En caso de incongruencia entre los decodificadores se resolvían mediante reflexiones compartidas y discusión de los casos llegando a un consenso. Se determinaron en cada encuentro contextos, desencadenantes y principales temas de discusión, se codificaron y analizaron mediante técnicas validadas, y se llegaron a los resultados presentados en la Figura 6.

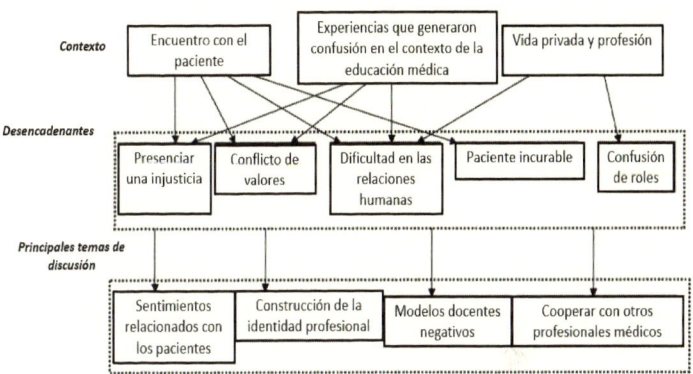

Figura 6. Extraído de Torppa *et al.* (2008)

Observaron que se discutieron abiertamente en grupos los sentimientos de los estudiantes en relación con los pacientes y con su propio papel como médicos. Los debates trataron a menudo sobre el crecimiento profesional y la futura identidad profesional. Los autores concluyen los grupos Balint pueden apoyar el proceso de crecimiento profesional de los estudiantes de medicina.

Otros estudios llegaron a resultados similares: Ng y colaboradores (Ng *et al.*, 2022) exploraron las experiencias emocionales de los estudiantes de medicina que realizaron encuentros de grupo Balint durante su práctica de psiquiatría. Al igual que en el estudio anterior, las sesiones de Balint fueron registradas, transcritas y codificadas por miembros del equipo de investigación y todas las transcripciones fueron codificadas por un investigador independiente. Concluyen que el proceso Balint resultó contenedor y posibilitó expresar sus emociones en bruto y su vulnerabilidad, permitiendo resolver sentimientos latentes. En particular, pudieron expresar los desafíos que enfrentaban en la atención de pacientes, y les brindó una oportunidad única para la reflexión. La mayoría de los estudiantes pudieron manifestar un incremento del estrés relacionado con la demanda de la práctica de la medicina. Los encuentros les permitieron sentir menor soledad al escuchar a sus pares compartir sus dificultades, y manifestaron un aprendizaje significativo al escuchar las perspectivas de otros. Los encuentros también les posibilitó la oportunidad de familiarizarse con las complejas dinámicas entre los médicos y los pacientes, y con el entorno clínico (Ng *et al.*, 2022).

Por otro lado, también surgieron discusiones acerca de inconvenientes que encontraron para hacerse escuchar, y la confianza necesaria para hablar por los pacientes. Surge consistentemente en las entrevistas a estudiantes el papel perjudicial de los malos ejemplos en el desarrollo de los estudiantes o jóvenes médicos en formación, y la sensación de impotencia ante la jerarquía médica. Muchos manifestaban "sentimientos de inadecuación", que pudieron ser trabajados y deconstruidos en las sesiones. Finalmente, surgió de las sesiones la necesidad de autopreservación para conservar la empatía por los demás. Los participantes manifestaron que hablar de los que les afectaban los hacía menos agotados o *burnout* (Ng *et al.*, 2022).

Concluyen que la estructura Balint ofrece a los estudiantes de medicina una experiencia segura y con resonancia emocional. Consideran que los encuentros les ayudan a reflexionar sobre las emociones difíciles relacionadas con el encuentro clínico (Ng *et al.*, 2022).

En la misma línea, Airagnes y colaboradores mostraron que la inclusión de los grupos Balint en la currícula de 4.º año de medicina también mostró ser capaz ayudar a manejar más fácilmente situaciones difíciles, y concientizar a los estudiantes de la importancia de jerarquizar el componente emocional de la relación médico-paciente (Airagnes *et al.*, 2014).

Otra propuesta, que podría tener un efecto similar a los grupos Balint, es la realización de encuentros regulares con los estudiantes y médicos en formación, con sus instructores, para tener un espacio para expresar las dificultades y conflictos, en particular de tipo ético/moral, que hayan presentado en el día. Además de sesiones especialmente centradas en la resolución y expresión de conflictos, consideramos fundamental que los mentores incluyamos en cada presentación de caso clínico los aspectos que podrían acarrear un conflicto de índole ético, o que genere conflictos respecto a la relación médico-paciente, o médico-equipo de salud. Esta disposición por parte de los mentores es de inapreciable importancia. En particular, confrontar modelos negativos, al analizar con los estudiantes y médicos en formación conductas y actitudes por parte del equipo médico que consideramos perjudiciales. Los mentores debemos identificar consistentemente los aspectos éticos, sociológicos y relacionados de la atención clínica, aceptar la incertidumbre, incluyendo la incertidumbre moral, y alentar a los estudiantes a buscar oportunidades para resolver problemas. Esto es esencial para que los alumnos tengan un espacio de análisis y reflexión que ayudaría a madurar como médicos, y reducir el impacto negativo de actitudes profesionales que pudieran afectarlos en su bien estar y en la formación de su identidad como profesionales. A su vez, el análisis y reflexión de casos mediante un enfoque pragmático focalizado en la resolución de problemas éticos, la mediación, y la construcción de consenso permitiría a los estudiantes mejorar las capacidades de comunicación, y les pueden brindar herramientas útiles para manejar el estrés en situaciones clínicas angustiantes (Berger, 2014).

Berger enfatiza la importancia de incluir programas para evitar el distrés moral de los estudiantes y médicos en formación. Define el distrés moral como una experiencia cognitiva-emocional de malestar, que ocurre cuando uno se siente forzado a actuar en contra de nuestros propios requerimientos morales. El distrés moral es, como vimos en varios estudios en este escrito, bastante común entre los estudiantes de medicina y jóvenes médicos, y sería uno de los principales motivos de lo que llamamos "erosión ética". Debemos tener siempre presente que el proceso de devenir médicos maduros capaces de atender pacientes involucra un proceso que es complejo no solamente desde el punto de vista intelectual, sino también desde las dimensiones sociológicas, culturales, y morales (Berger, 2014). Un fuerte acompañamiento de parte de los mentores es crucial en este aspecto. Los mentores deben identificar consistentemente los aspectos éticos, sociológicos y relacionados de la atención clínica, abrazar la incertidumbre moral y alentar a los estudiantes a buscar oportunidades para resolver problemas.

Las situaciones que a menudo producen angustia moral identificadas en diferentes estudios incluyen (Berger, 2014; Kelley *et al.*, 2008) el tratamiento despectivo hacia pacientes moribundos, presenciar o participar en una atención que se considera inadecuada o insuficiente, y presenciar situaciones en las cuales se retiene información a los pacientes, o no se les informa con la sensibilidad que requiere el caso. Otras actitudes consideradas como modelos negativos incluyen el abuso de autoridad por parte de los profesionales, las actitudes arrogantes hacia otros miembros del equipo de atención al paciente, o actitudes poco empáticas hacia los pacientes o sus familias. Cada evento que genera algún tipo de angustia genera una crisis. Los niveles de angustia moral de los médicos a menudo aumentan en torno a una crisis y luego caen después de que el incidente precipitante se ha resuelto. Sin embargo, un "residuo moral" contribuye a un nuevo y más alto nivel básico de angustia al que se suman las crisis posteriores (Berger, 2014). Por lo tanto, los efectos de las situaciones moralmente angustiantes pueden ser acumulativos, y llevar a la despersonalización, agotamiento, y falta de percepción de realización personal. Resulta indispensable por lo tanto que los educadores tenemos la responsabilidad de reconocer el problema, y adecuar el currículo y el accionar diario de los educadores para atender estas necesidades. Una dificultad radica en el hecho de que los educadores deben primero reconocer la ubicuidad del sufrimiento moral para comenzar a mitigar sus efectos. Desafortunadamente, la mayoría de los mentores médicos tuvieron poco apoyo para su propia angustia moral durante sus experiencias de entrenamiento y, debido a la larga adaptación a través de la evitación y la negación, en la mayoría de los casos no reconocen su existencia —como desarrollaremos a continuación. Un fuerte trabajo al respecto en la formación continua de los educadores, favoreciendo la reflexión y el autoconocimiento, y permitiendo el abordaje de estas dificultades, es necesario para revertir el proceso y acompañar a nuestros estudiantes.

APORTES DE LA SOCIOLOGÍA
Y LA ANTROPOLOGÍA MÉDICA

Hace ya más de 50 años, una definición memorable citada por Eric Wolf (Panter-Brick y Eggerman, 2018) en relación con el alcance de la antropología, consideraba que la antropología es *less subject matter than a bond between subject matters. It is in part history, part literature; in part natural science, part social science* [no es tanto una disciplina propiamente dicha, sino más bien una conexión entre disciplinas. Es en parte historia, en parte literatura, en parte ciencia natural, en parte ciencia social] (Wolf 1964) (p. 88).

La antropología médica fomenta los enfoques de los modelos sociales y estructurales de salud y bienestar de tal forma que aportan una reflexión crítica, y tienen como principales características ser transculturales, transdisciplinarias y centradas en las personas. Ofrece un amplio reconocimiento de los puntos de vista socioculturales en el registro e interpretación de las experiencias vividas y los mundos sociales controvertidos. Al abarcar intereses de largo alcance, genera un conocimiento profundo sobre las formas en que las personas entienden la salud y enmarcan las decisiones relacionadas con la salud. Asimismo, la antropología médica genera nuevas conversaciones transdisciplinarias acerca del cuerpo, la mente, la persona, la comunidad, el medio ambiente, la prevención y la terapia desde una perspectiva intercultural (Panter-Brick y Eggerman, 2018).

Análisis sociológico de la atención centrada en el paciente

Desde una perspectiva sociológica, el tipo de comunicación es el elemento principal de la atención centrada en el paciente. Diversos estudios sostienen que la comunicación centrada en el paciente puede mejorar los resultados de la atención médica, incluyendo el nivel de satisfacción de los pacientes, la adecuación psicosocial y la adherencia al tratamiento (Ishikawa *et al.*, 2013).

Desde la mirada del constructivismo social, se considera que la comprensión del mundo social se logra a través de las percepciones de los individuos cuando interactúan entre sí. Es decir, los comportamientos de los individuos se moldean mediante interacciones sociales con su entorno. Se entiende que el médico y el paciente aportan diferentes puntos de vista respecto a los mismos problemas de salud en cada consulta médica. En este sentido se diferencia el concepto de *anomalías en la estructura y función de los órganos*, respecto a los *cambios no objetivables en los estados del individuo y en su función social* –tal como ilustramos previamente respecto a las experiencias de los pacientes con *Long COVID*. En efecto, este enfoque tiene en cuenta que los pacientes *construyen el significado de sus problemas* a través de sus experiencias únicas, en la interacción con sus entornos sociales. En cambios, los médicos tienen a *encajar* los contenidos dentro de una estructura preestablecida, desarrollada a través del proceso de educación médica y de sus experiencias profesionales, intentando ajustar lo relatado por el paciente a una entidad patológica conocida. La perspectiva construccionista social enfatiza que estos estados de salud son modelados social y culturalmente a través de interacciones sociales (Ishikawa *et al.*, 2013). Por lo tanto, así como afirmábamos previamente que las emociones intervienen en el razonamiento, también podemos considerar a las interpretaciones médicas como un producto moldeado socialmente, en lugar de una construcción de "hechos duros" sin aportes de valoración subjetiva.

Una suposición básica desde esta perspectiva es que el significado del comportamiento comunicativo varía dependiendo del contexto en el que tenga lugar. Por lo tanto, la comunicación centrada en el paciente debe ser entendida como la interacción entre el paciente y el médico, teniendo en cuenta el contexto específico. No se deberían por lo tanto considerar como comportamientos independientes entre sí (Ishikawa *et al.*, 2013).

Los estudios que analizaron la preferencia de los pacientes respecto al tipo de atención muestran su predilección por en el enfoque centrado en el paciente. Destacamos los principales hallazgos de los estudios de Little y Stewart al respecto (Little *et al.*, 2001; Stewart, 2001, Stewart *et al.*, 1995).

Los principales hallazgos de los estudios que intentaron determinar cuáles son las características que los pacientes esperan por parte de sus médicos, y que definen la atención centrada en el paciente, son los siguientes:

• Explorar la experiencia del padecimiento y de la enfermedad. En particular, prestar atención a la razón principal de la visita, las preocupaciones y la necesidad de información de los pacientes. También tener en consideración las ideas de los pacientes acerca de su problema, sus sentimientos, sus expectativas para la visita y los efectos sobre su desempeño en la vida diaria.

• Comprender a la persona en su totalidad. Es decir, intentar logar una comprensión integrada del mundo del paciente, incluyendo sus problemas personales, sus necesidades emocionales y sus problemas de vida. Esto incluye considerar cómo se afecta su relación con su familia, y cómo se ha visto afectada su vida. Considerar estos aspectos ayuda a que los pacientes se sientan emocionalmente comprendidos.

• Encontrar un terreno común en lo que es el problema y de mutuo acuerdo en la gestión: respecto a sus problemas, sus prioridades, los objetivos del tratamiento y las funciones del médico y del paciente.

• Mejorar la prevención y la promoción de la salud: enfocarse en la reducción de riesgos y detección temprana de enfermedades.

• Mejorar la relación médico-paciente: mejorar la relación continua entre el paciente y el médico, compartir el poder, y adecuar la relación de cuidado y curación.

Al respecto, vale señalar el concepto de decisiones compartidas y de la información brindada al paciente. Consideramos, junto a Stewart (Stewart, 2001) que la atención centrada en el paciente significa tener en cuenta el deseo del paciente de obtener información y compartir la toma de decisiones y responder adecuadamente. Por lo tanto, esta capacidad requiere habilidades comunicacionales, y una actitud empática y sensible para poder ser capaz de determinar cuanta información el paciente está preparado y/o desea recibir por parte de su médico, y cuanto prefiere involucrase en la toma de decisiones.

Finalmente, destacamos, siguiendo a Stewart (2001), que la atención centrada en el paciente es un concepto holístico en el que los componentes interactúan y se unen de una manera única en cada encuentro paciente-médico.

Importancia de dirigir la atención en las necesidades espirituales del médico

Incluimos esta sección en la sección de sociología, debido que consideramos el impacto sociológico de la contribución de las diferentes miradas respecto a la relación médico-paciente. En efecto, nos resultó particularmente interesante destacar las reflexiones de testimonios de pacientes que transcurrieron por situaciones de intenso sufrimiento, acerca del manejo de las emociones por parte de los médicos. El sociólogo Arthur Frank (Frank, 2002) y el escritor y analista literario Anatole Broyard (Broyard, 1998), describen con una claridad reveladora sus experiencias al enfrentarse a enfermedades oncológicas. Desde diferentes visiones, ambos notaron cómo los médicos suelen evitar la historia exhaustiva y completa de la enfermedad de los pacientes, desalentando el relato de las historias. El menosprecio de la individualidad de cada historia personal lleva al paciente a la sensación de despersonalización. Ambos autores reconocen el hecho de que los médicos cargan con el peso emocional de evitar al paciente (Broyard, 1993; Frank, 2002; Frank, 2010). En particular, Frank destaca que se trata de un arma de doble filo: evitar al paciente es también evitar una parte de sí mismo. Destaca el hecho de que lo que los médicos tratan de ignorar puede convertirlos en extraños para sus pacientes, y también para ellos mismos, llevando a la alienación y agotamiento profesional. Enfatiza de esta manera el hecho de que es necesario reconocer el problema de la alienación al negar la emoción. Argumenta que compartir historias es un paso esencial para aliviar esa carga de evitación, y propone, con una idea de reciprocidad, que las historias de las vivencias profundas de los médicos también son importantes. Considera que su relato es el primer paso para poder considerar las historias de los pacientes (*Why doctors' stories matter*). Alega que sería para gran beneficio de ambos (Frank, 2010), y alienta a los médicos a escribir y compartir sus vivencias y experiencias emocionales en forma de relatos.

Diversos autores describen una serie de conductas adaptativos y mal adaptativas como forma de lidiar con el distrés emocional. La negación y la evitación son parte de las estrategias mal adaptativas. Otros ejemplos son la "desconexión moral", el "embotamiento", el uso de humor negro, y el cinismo (Berger, 2014). Lejos de mejorar el distrés, estas actitudes terminan llevando a la despersonalización, y a la falta de empatía, y constituyen modelos negativos para nuestros estudiantes. Reconocer nuestras emociones en lugar de evitarlas, ignorarlas y menospreciarlas, requiere una particular atención. Incluye entrenarse en la percepción de las emociones y transmisión afectiva, y estar atentos a ejercitarnos en el acercamiento en lugar de encerrarnos en la evitación emocional. Veremos a continuación el rol de la medicina narrativa en este aspecto.

APORTES DE LA MEDICINA NARRATIVA: IMPORTANCIA DEL RELATO

Los cuerpos no son cosas sino procesos que cuentan
historias. La clínica no puede cometer el error de ignorarlo
(Flichtentrei, 2023)

La antropología médica ha demostrado que escuchar historias de pacientes es esencial para comprender sus experiencias de enfermedad. Construir la trama terapéutica ofrece una manera de examinar la construcción social (y reconstrucción) de la enfermedad y la curación como un fluido proceso. Al reconstruir la historia, se reordena la misma y se promueve un cambio terapéutico. Según Frank (Frank, 2010), la escucha y la narración de las historias permiten aprender a crear un orden, en el tiempo y en el espacio, priorizar, y establecer relaciones entre los actos y sus resultados, encontrarles un sentido, establecer un patrón. El relato de las historias de una enfermedad es esencial para crear nuevos patrones, en los cuales la enfermedad encuentra finalmente un lugar. Esto permite al clínico trabajar a través de las emociones que emergen durante el encuentro (Dobkin, 2020). En efecto, como escribe elocuentemente el Dr. Carlos Presman, "La palabra, que es la herramienta más poderosa para que el cuerpo se exprese, a su vez, lo conmueve" (Presman, 2022). De esa manera, lo manifestaba Anatole Broyard en su libro *Intoxicated By My Illness*, "las historias son anticuerpos contra la enfermedad y el dolor" (Broyard, 1993).

Ya en 1986, Pellegrino destacaba que la literatura puede enseñar empatía y sensibilidad respecto la historia de la enfermedad del paciente, aludiendo que es rica en elementos simbólicos, lingüísticos y en matices culturales, los cuales enriquecen la vida del estudiante, así como mejoran sus capacidades como terapeuta (Pellegrino, 1989). En los últimos años, diversos estudios han mostrado el impacto de la medicina narrativa en la formación estudiantes, al desarrollar la práctica de los aspectos interpersonales y reflexivos de la medicina (Greene *et al.*, 2020).

Alegan que la medicina narrativa posibilita reflexionar acerca de la manera de escuchar, ya que en el intercambio comunicacional no solo son importantes el lenguaje oral, los silencios y los gestos, sino también la escucha atenta. Rita Charon, una de las grandes pioneras e impulsoras de la medicina narrativa, reflexiona acerca del modelo de medicina. Considera que la medicina basada en la evidencia presenta gran valor científico, aunque el paciente suele ser un dato estadístico y el médico un administrador. Sostiene que la debemos "des- alienar" con una medicina basada en la narrativa que consiste en apreciar las subjetividades dolientes. Define y establece en su servicio la medicina narrativa como un espacio interdisciplinario que permite adquirir habilidades narrativas de escucha radical y creativa, provenientes de las humanidades y artes, para asistir las necesidades de todo aquel que brinda cuidados en salud. Propone así un modelo "humano y efectivo" para la práctica de la medicina, respetuosa, empática y nutritiva (Charon, 2001). La adopción de métodos como la lectura de literatura o la escritura reflexiva propicia la adquisición de las capacidades de reconocer, absorber, interpretar y actuar sobre las historias y situaciones de los otros (Charon, 2001). Esa escucha atenta de la forma en la que el paciente decide contar su historia es lo que permite al médico comprender "lo que el enfermo siente que es su enfermedad" y la experiencia social de lo vivido como enfermo. Así, una entrevista bien conducida y sabiamente interpretada puede arrojar muchos más elementos para la comprensión y para el tratamiento que las mejores tecnologías. De esta manera, la medicina narrativa permite ayudar a establecer un acercamiento más profundo del clínico con pacientes, colegas, profesores, e incluso con uno mismo (Charon *et al.*, 2016). La fundamentación de la utilidad de estas prácticas de basa en el hecho de que para lograr una percepción precisa se requiere una adecuada representación de la situación que vive el paciente, y de nuestras propias experiencias. A su vez, la representación requiere ser capaz de logar una adecuada recepción. Basada en esto, incluye una serie de prácticas para entrenar a los clínicos y aprendices en cómo representar lo que perciben en su práctica clínica y cómo leer los escritos de los demás (Charon *et al.*, 2016). Siguiendo esta línea, se podría considerar que las narraciones cumplen una función de "puente" entre médicos y pacientes, el cual puede ayudar a acortar la distancia entre "saber acerca de la enfermedad" de una persona y "comprender su experiencia" (Charon, 2001; Dobkin, 2020; Mattingly y Lawlor, 2001; Meldrum *et al.*, 2009).

También se ha utilizado la medicina narrativa para alentar a los alumnos a reflexionar sobre su papel y su identidad profesional, el razonamiento ético, así como para mejorar sus habilidades de comunicación y la empatía. En definitiva, la reflexión sobre las situaciones observadas y vividas se presenta como una posibilidad de desarrollo de la identidad profesional. Esta práctica permitiría a los estudiantes una reflexión profunda, así como un análisis y síntesis de la información y los estados emocionales que ayudarán a enfrentar situaciones futuras, y constituiría una herramienta para evitar la despersonalización y el agotamiento emocional (Soto-Faúndes y Pérez-Villalobos, 2022). En la misma línea, se ha comprobado la viabilidad y conveniencia de la medicina narrativa en la educación de residencia, encontrando que la práctica puede ser protectora contra el *burnout* (Malik *et al.*, 2023).

En este sentido, la medicina narrativa se ha promovido como un medio innovador y eficaz para estimular el desarrollo profesional de los estudiantes de medicina enseñándoles a abordar las experiencias de enfermedad de sus pacientes con más comprensión y compasión. En una revisión sistemática llevada a cabo por Milota y colaboradores (Milota *et al.*, 2019), los autores investigan la evidencia disponible acerca de los modelos para la enseñanza de la medicina narrativa. Concluyen que las intervenciones de medicina narrativa tienen un efecto positivo, medible y replicable en los estudiantes de medicina. Diversos estudios pudieron identificar reacciones positivas de los estudiantes a las intervenciones de medicina narrativa, como una mayor satisfacción con su trabajo y bien estar, así como mejor identificación con sus compañeros y comunidad profesional en general, lo cual podrían constituir una herramienta significativa para estimular el desarrollo profesional y personal de los estudiantes de medicina. Además, han podido constatar que las experiencias de medicina narrativa pueden estimular la autorreflexión y la empatía, mejorar la capacidad de comunicación y conexión con sus pacientes, ayudándoles así a revisar sus nociones sobre la relación médico/paciente. Sin embargo, los autores de la revisión sistemática consideran que no se dispone de estudios longitudinales para verificar el impacto a largo plazo de las intervenciones en el aula de medicina narrativa.

Green y colaboradores concuerdan con los efectos favorables de la medicina narrativa, y además reflexionan acerca de la importancia de incluir la discusión en grupo. Esta experiencia permitiría compartir y escuchar las reflexiones de otros estudiantes, lo cual considera un paso es esencial para mejorar las habilidades de comunicación, y el acercamiento empático tanto dentro del grupo colegas como hacia los pacientes (Greene *et al.*, 2020).

Finalmente, en una reciente publicación de Leijenaar y colaboradores (Leijenaar *et al.*, 2023), evaluaron el efecto de una lección obligatoria de medicina narrativa en una gran muestra de estudiantes de medicina, en particular acerca de sus efectos en la estimulación de la autorreflexión significativa sobre la atención al paciente en los estudiantes de medicina. Para tal fin desarrollaron un estudio en el cual todos los estudiantes de cuarto año de una escuela de medicina holandesa participaron en esta lección obligatoria de medicina narrativa. La actividad de cuatro pasos consistió en una conferencia introductoria, lectura y observación de un libro y una película, un grupo de discusión y un breve ejercicio de escritura reflexiva. Los autores analizaron el contenido de 203 ensayos del ejercicio de escritura reflexiva, mediante un análisis cuantitativo para evaluar el nivel de las reflexiones de los estudiantes utilizando un sistema de puntuación basado en la herramienta REFLECT (*The Reflection Evaluation For Learners' Enhanced Competencies Tool*). La Tabla 4 muestra los criterios basados en las rúbricas REFLECT, y el porcentaje de estudiantes que alcanzaban cada categoría. Constataron que aproximadamente la mitad de los estudiantes mostraron una reflexión en profundidad (puntuación de 3 o 4), correspondiente a una reflexión profunda y auténtica.

Tabla 4. Criterios basados en las rúbricas REFLECT

1. Acción habitual (21,4%)
- Escritura superficial y descriptiva. Sin reflexión ni introspección
- Sin análisis ni significación
- Falta de autenticidad por escrito
2. Acción reflexiva o introspección (28,8%)
- Escritura descriptiva elaborada. Sin reflexión
- No/poco análisis o significación
- No/poca autenticidad por escrito
3. Reflexión (31,8%)
- Escritura descriptiva y reflexiva
- Algunos análisis y significados
- La escritura es algo auténtica
4. Reflexión crítica (17,9%)
- Profundización: exploración y cuestionamiento de la propia perspectiva
- Análisis exhaustivo y determinación de significados
- La escritura es auténtica

Fuente: Leijenaar, Eijkelboom & Milota (2023)

Del análisis de las narraciones reflexivas de ellos estudiantes, pudieron constatar que el ejercicio narrativo llevó a la reflexión sobre temas relacionados con la atención al paciente. Los estudiantes demostraron reflexión a nivel profesional y conectaron la actividad como una herramienta para usar estrategias de comunicación que podrían utilizar para crear una conexión más profunda con sus pacientes. También reflexionaron a nivel personal cuestionando su propia visión del mundo o creencias. Se pudo también observar que los estudiantes valoraron la importancia de las historias individuales de los pacientes para comprender sus perspectivas de los pacientes, valorando la naturaleza única de la historia de cada paciente. También se destacó que los estudiantes hicieron con mayores niveles de reflexión (puntuación 3 o 4 de la escala REFLECT) lograron una conexión entre lo que leyeron o vieron y sus propias experiencias, valores o creencias, en algunos casos mostrando habilidades de reflexión crítica cuestionando sus propias normas y valores, reflexionando acerca de cómo esto podría influir en la relación con los pacientes. Muchos estudiantes mostraron empatía y compasión hacia los personajes representados en las formas de arte y fueron capaces de conectar estas narrativas con los pacientes que encontraron en sus prácticas clínicas. Lo autores concluyen la práctica de medicina narrativa como actividad obligatoria en el currículo de estudiantes de medicina demostró que luego de las prácticas narrativas los estudiantes presentaron niveles más altos de reflexión, en particular acerca de temas relacionados con los principios de la atención al paciente, a saber, las actitudes personales hacia los pacientes y la singularidad de las historias de los pacientes. Además, contribuyó a la auto-conciencia y la auto-reflexión, cualidades imprescindibles para la atención centrada en el paciente. Consideran que deberían integrarse más a fondo en los planes de estudios de medicina para proporcionar a los estudiantes una mayor continuidad durante su educación y enseñarles habilidades a largo plazo para sus futuras carreras.

APORTES DEL ARTE EN LA FORMACIÓN INTEGRAL DEL MÉDICO

El refrán popular dice que el tero canta en un lado y pone los huevos en otro. La ciencia desentrañó las notas musicales de su canto; midió el tamaño del pico, cuántas plumas y huesos posee; si es macho o hembra; cómo son y cómo funcionan sus órganos. La ciencia cree saber todo acerca del tero. Pero no puede saber dónde oculta lo más importante para él, que son sus huevos, la continuidad de la especie. La ciencia ha resuelto la biología del tero, sólo eso. El arte permitiría descubrir dónde esconde los huevos. ¿Y los seres humanos, dónde escondemos el dolor? ¿Dónde, el amor?

(Presman, 2022)

La idea de que las capacidades de empatía, comunicación, observación, la sensibilidad y la reflexión se entrenan como cualquier otra habilidad es el principal fundamento en la introducción de las artes en las carreras relacionadas con la salud. Esas capacidades hacen al arte de la medicina, que entendemos, siguiendo al Profesor Dr. Greca, de la siguiente manera:

Aquella parte de la práctica que depende de la sabiduría del médico, de su experiencia, de su capacidad de descubrir aspectos insospechados de la persona más que de la enfermedad. Sin duda alguna, constituye éste un aspecto fundamental de la buena medicina, que ninguna máquina, por sofisticada que sea podrá ejercer (Greca, 2011).

En concordancia con los conceptos anteriores, la formación integral del médico se ve beneficiada por la educación artística. El arte tiene la potencialidad de ayudar a concertarnos con las emociones. La principal característica del arte es que busca es que busca comunicar ideas, visiones y emociones. Es una actividad creadora de los seres humanos, que se basa en la estimulación y expresión de diferentes emociones y su comunicación. Esta conexión con nuestras emociones es el punto de partida de las actitudes empáticas, autorreflexivas, sensibles, comunicativas y de compromiso y apertura de espíritu que buscamos enseñar a los futuros médicos, y en la formación de postgrado, e incluso en la formación continua. Por esos mismos motivos resultan beneficiosos para lograr mejores actitudes de trabajo en equipo, bien estar y resiliencia, así como para generar condiciones adecuadas para mejorar el autodescubrimiento, la introspección, la flexibilidad del pensamiento, la tolerancia hacia la incertidumbre y la ambigüedad, y mejorar la calidad de vida (Davidson *et al.*, 2021; Mukunda *et al.*, 2019).

Al definir el arte, se concluye que las obras de arte pueden tener la capacidad mostrar la belleza, trayendo al observador bien estar y esperanza (Canal Arte Favaloro, 2021). También logran exteriorizar y hacer visible el dolor que uno siente y no sabe expresar. El contacto con obras de este tipo tiene como efecto una sensación de ser comprendido, y por lo tanto reduce la sensación de soledad al compartir, de alguna manera, esas emociones. De esa manera nos permite ver y compartir el dolor de otras personas, lo cual constituye el punto de partida indispensable para el desarrollo de la empatía. Al generar emociones, al conmovernos ante una obra de arte, estamos "entrenando" nuestra capacidad emocional, de conmoción, de sensibilidad, de empatía y de comunicación. El arte también nos ayuda a valorar la belleza de las cosas simples, y a encontrar equilibrio, y también nos muestra diferentes visiones del mundo. Esto favorece el desarrollo de la habilidad para ver una realidad desde diferentes perspectivas también es un entrenamiento fundamental en medicina (Canal Arte Favaloro, 2021). De esta manera, son una herramienta para favorecer las capacidades autorreflexivas, y por lo tanto la apertura mental hacia otras posturas, la comprensión del punto de vista del paciente y la tolerancia. También ayudaría a aceptar otros puntos de vista de colegas, y favorecer el trabajo en equipo, justamente por el impacto que tiene sobre el entrenamiento emocional y de comunicación.

Por otro lado, diferentes estudios muestran el impacto positivo del entrenamiento en artes visuales sobre la capacidad de observación. De esta manera, la asignatura arte y medicina en la carrera de medicina se propone entre otros objetivos generar en los alumnos el cultivo de la apreciación estética sensible, de la empatía, ligados a la observación efectiva y la comunicación y habilidades narrativas (Canal Arte Favaloro, 2021).

Las actividades de apreciación artística y reflexión se pueden incluir en el marco de la formación de grado, o incluso en la formación de médicos residentes, así como en talleres de educación continua. Citamos a continuación algunos ejemplos trabajados con los residentes en la formación de la carrera de post grado clínica médica de la Universidad Nacional de Rosario, en el Hospital Provincial del Centenario, Rosario, Argentina, liderados por el Profesor Dr. Greca (datos no publicados).

1. Observación y análisis de pinturas. *L'absinthe* [*El ajenjo*] de Edgar Degas. Se utilizó este cuadro con el fin de analizar los elementos que dan cuenta de la profunda soledad y desamparo del personaje representado, que tiene un fuerte impacto que contribuye al desarrollo de sensibilidad, observación de elementos no verbales de comunición que develen en profundidad las condiciones psíquicas de un individuo.

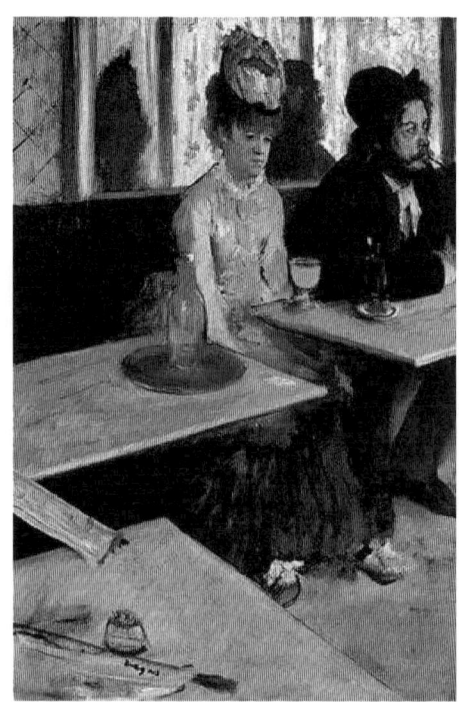

Figura 7. *L'Absinthe*
[*El ajenjo*]
Edgar Degas

2. Observación de fragmentos de obras de opera: Ejemplo: la escena *Liebestod* o "Muerte de amor" de la obra *Tristán e Isolda* de Richard Wagner. Este ejemplo es una obra que trata un tema que revela una creencia o intuición popular que forma parte de una concepción romántica como "morir de pena". La profundidad del impacto emocional de la obra tanto en su contenido poético como musical resulta en un impacto emocional intenso.

3. Otros ejemplos son representación de extractos de obras teatrales, musicales, o películas, con posterior reflexión y análisis, que tengan impacto emocional y favorezcan habilidades comunicacionales, de empatía, conmoción y sensibilidad.

Ya mencionamos la importancia de la literatura, la escritura reflexiva, y algunos autores como Ofri resaltan el impacto de la poesía, por el aporte de las metáforas. Destaca que las metáforas juntan partes de la mente que no suelen trabajar juntas, por lo que considera una herramienta para flexibilizar esas neuronas extrañas que conectan los ángulos divergentes de nuestra conciencia (Ofri, 2013). En el mismo fin, algunas películas también pueden ser elegidas con criterios específicos, y seguidas por una discusión reflexiva (Dobkin, 2020).

Otras áreas artísticas que han sido empleadas con éxito son diferentes técnicas de dibujo y artes visuales, en las cuales se favorecen además las calidades de observación, exploración e interpretación (Davidson *et al.*, 2021; Mukunda *et al.*, 2019), y la música, con impacto en el bienestar y la salud de los estudiantes (Dobkin, 2020).

DISCUSIÓN Y CONCLUSIONES

Los diferentes aportes de las ciencias humanas tienen como objetivo hacer tomar conciencia tempranamente a los profesionales de la salud en formación del rol de las emociones, la empatía, las relaciones interpersonales, la comunicación, el diálogo, la transmisión afectiva, la tolerancia, la sensibilidad, y el respeto a la dignidad propia y del otro. Son valiosos en particular los aportes de disciplinas como la filosofía mediante el estudio y la práctica de la ética médica y la bioética, la fenomenología y hermenéutica, la sociología y la antropología médica, la medicina narrativa, la psicología, los grupos Balint, así como de las artes visuales y musicales. Desde diferentes abordajes, que se complementan y entrelazan entre sí, preparan al estudiante y a los médicos en formación para lograr un mayor grado de autoconocimiento, más profundo y auténtico, y la formación de una identidad profesional. Son una herramienta para reconocer y aceptar las emociones propias y del otro, poder entender la subjetividad y las diferentes perspectivas, valorizar el respeto, y permitirse a sí mismo expresarse, sentir y emocionarse. Permiten además construir estrategias efectivas para acompañar las necesidades del paciente, abordar y aliviar su

sufrimiento, evitar la sensación de abandono. La revaloriza-
ción de estas actitudes, a través las ciencias humanas, es un
camino de salida para los estudiantes absorbidos por la
jerarquización de la tecnología, y el creciente enfoque en el
valor supremo de la evidencia, lo tangible, lo demostrable.
Requiere de un abordaje inclusivo, desde los primeros años
de formación, y en particular una en sus primeros acerca-
mientos a la práctica clínica, y mantener una continuidad
durante la carrera y la formación posterior, en la cual los
contenidos relacionados con humanidades y artes acompa-
ñen en toda la trayectoria. Destacamos la importancia de
asignaturas prácticas de reflexión aplicadas a situaciones
clínicas de la práctica diaria, en la que se analicen en profundidad las situaciones que pueden generar y conflictos
éticos y distrés emocional, tanto provenientes de atención
directa de los pacientes, como las relacionadas con la interacción entre profesionales. Se enfatiza el impacto del ejemplo de los mentores, así la importancia de acompañar y
asistir a los estudiantes para ayudarlos a tornarse menos
vulnerables al estrés emocional, y poder así madurar su
identidad profesional y mejorar la atención integral de la
persona centrada en el paciente.

La investigación en humanidades, en particular con técnicas de la investigación cualitativa, ha permitido evaluar el
impacto de las diversas estrategias relacionadas con disciplinas de humanidades y artes en la contribución de la formación integral del médico que le permita transformarse en
unos médicos profesionalmente maduros y competentes.
Consideramos que estas herramientas son esenciales en la
formación de profesionales de la salud que busque una
atención más humana, centrada en el paciente. Además,
entendemos que este enfoque es a la vez más eficaz, por

lograr una mejor comprensión de las necesidades y perspectivas del paciente, y, por lo tanto, una mayor efectividad de cada medida terapéutica abordada. Por otro lado, estimamos que es de inmenso valor para proteger el bien estar de los estudiantes mientras están en formación, y a largo plazo, durante los años del ejercicio de la profesión, constituyen un instrumento inestimable para evitar la alienación y la despersonalización, lo cual es una condición fundamental para el bien estar personal y profesional.

REFERENCIAS BIBLIOGRÁFICAS

AIRAGNES, G., CONSOLI, S. M., DE MORLHON, O., GALLIOT, A. M., LEMOGNE, C. y JAURY, P. (2014): "Appropriate training based on Balint groups can improve the empathic abilities of medical students: a preliminary study", en *J Psychosom Res*, 76(5), pp. 426-429. doi:10.1016/j.jpsychores.2014.03.005

AMERICAN MEDICAL ASSOCIATION (A.M.A), (2017): Code Medical Ethics. https://www.ama-assn.org/about-us/code-medical-ethics.

BACK, A. L., ARNOLD, R. M., BAILE, W. F., FRYER-EDWARDS, K. A., ALEXANDER, S. C., BARLEY, G. E. y TULSKY, J. A. (2007): "Efficacy of communication skills training for giving bad news and discussing transitions to palliative care", en *Arch Intern Med*, 167(5), pp. 453-460. doi:10.1001/archinte.167.5.453

BACK, A. L., YOUNG, J. P., MCCOWN, E., ENGELBERG, R. A., VIG, E. K., REINKE, L. F., WENRICH, M.D., MCGRATH, B.B. y CURTIS, J. R. (2009): "Abandonment at the end of life from patient, caregiver, nurse, and physician perspectives: loss of continuity and lack of closure", en *Arch Intern Med*, 169(5), pp. 474-479. doi:10.1001/archinternmed.2008.583

BARROS DA SILVA, W. y DELIZOICOV, D. (2008): "Reflexiones epistemológicas en las Ciencias de la salud", en *Humanidades Médicas*, 8(2-3) Disponible en: http://scielo.sld.cu/scielo.php?script=sci_arttext&pid=S1727-812020 08000200001&lng=es&tlng=es

BEAUCHAMP T, C. J. (2012): "Principles of Biomedical Ethics", en *Oxford University Press*, pp. 12-13.

BERGER, J. T. (2014): "Moral distress in medical education and training", en *J Gen Intern Med*, 29(2), pp. 395-398. doi:10.1007/s11606-013-2665-0

BIFULCO, M. y PISANTI, S. (2019): "Integrating Medical Humanities into medical school training", en *EMBO Rep*, 20(12), e48830. doi:10.15252/embr.201948830

BRANCH, W. T., Jr. (2000): "Supporting the moral development of medical students", en *J Gen Intern Med*, 15(7), pp. 503-508. doi:10.1046/j.1525-1497.2000.06 298.x

BROWN, A. E., WHITNEY, S. N. y DUFFY, J. D. (2006): "The physician's role in the assessment and treatment of spiritual distress at the end of life", en *Palliat Support Care*, 4(1), pp. 81-86. doi:10.1017/s1478951506060093

BROYARD, A. (1993): "Intoxicated by my illness and other writings on life and death" en *Fawet*. BROYARD, A. (1998): "Doctor, talk to me", en *Minn Med*, 81(2), pp. 8-11, 50.

BUZZONI, M. (2003). "On medicine as a human science", en *Theor Med Bioeth*, 24(1), pp. 79-94. doi:10.1023/a: 1022942002711

CALLAN, C., LADDS, E., HUSAIN, L., PATTINSON, K. y Greenhalgh, T. (2022): "'I can't cope with multiple inputs': a qualitative study of the lived experience of 'brain fog' after COVID-19", en *BMJ Open*, 12(2), e056366. doi:10.1136/bmjopen-2021-056366

CALLARD, F. y PEREGO, E. (2021): "How and why patients made Long Covid", en *Soc Sci Med*, 268, 113426. doi:10.1016/j.socscimed.2020.113426

CANAL ARTE FAVALORO (27 de octubre 2021): "Aplicación de las artes a la enseñanza y al aprendizaje", en KLEIN, A. y FABBRETTI, R. [Archivo de Video]. https://www.youtube.com/watch?v=D-hv_JqeiMU

CASSELL, E. J. y RICH, B. A. (2010): "Intractable end-of-life suffering and the ethics of palliative sedation", en *Pain Med*, *11*(3), pp. 435-438. doi:10.1111/j.1526-46 37.2009.00786.x

CHARON, R. (2001): "The patient-physician relationship. Narrative medicine: a model for empathy, reflection, profession, and trust", en *Jama*, *286*(15), pp. 1897-1902. doi:10.1001/jama.286.15.1897

CHARON, R., HERMANN, N. y DEVLIN, M. J. (2016): "Close Reading and Creative Writing in Clinical Education: Teaching Attention, Representation, and Affiliation", en *Acad Med*, 91(3), pp. 345-350. doi:10.1097/acm.0000000000000827

CORDINGLEY, L., HYDE, C., PETERS, S., VERNON, B. y BUNDY, C. (2007): "Undergraduate medical students' exposure to clinical ethics: a challenge to the development of professional behaviours?", en *Med Educ*, *41*(12), pp. 1202-1209. doi:10.1111/j.1365-2923.2007.02943.x

COX, C. y FRITZ, Z. (2023): "What is in the toolkit (and what are the tools)? How to approach the study of doctor-patient communication", en *Postgrad Med J*, *99*(1172), pp. 631-638. doi:10.1136/postgradmedj-2021-140663

DALAL, S. y BRUERA, E. (2011): "Assessment and management of pain in the terminally ill", en *Prim Care*, *38*(2), pp. 195-223, vii-viii. doi:10.1016/j.pop.2011.03.004

DAVIDSEN, A. S. (2013): "Phenomenological Approaches in Psychology and Health Sciences", en *Qual Res Psychol*, *10*(3), pp. 318-339. doi:10.1080/14780887.2011. 608466

DAVIDSON, S. M., BENSON, N. M. y BEACH, S. R. (2021): "Drawn Together: a Curriculum for Art as a Tool in Training", en *Acad Psychiatry*, *45*(3), pp. 382-387. doi:10.1007/s40596- 020-01345-3

DE LOS REYES NAVARRO, H. R., ROJANO ALVARADO, Á. Y. y ARAÚJO CASTELLAR, L. S. (2019): "La fenomenología: un método multidisciplinario en el estudio de las ciencias sociales", en *Pensamiento & Gestión* (47), pp. 203-223. https://doi.org/10.14482/pege.47.7008

DESAI, M. J., KIM, A., FALL, P. C. y WANG, D. (2007): "Optimizing quality of life through palliative care", en *J Am Osteopath Assoc*, *107*(12 Suppl 7), Es9-14.

DOBKIN, P. L. (2016): "The heart of healing", en *Can Fam Physician*, *62*(8), pp. 624-625.

Dobkin, P. L. (2020). Art of medicine, art as medicine, and art for medical education. *Can Med Educ J*, *11*(6), e172-e175. doi:10.36834/cmej.70298

DOBKIN, P. L. y Balass, S. (2014): "Multiple influences contribute to medical students' well-being and identity formation", en *Med Educ*, *48*(4), pp. 340-342. doi:10. 1111/medu.12409

DOBKIN, P. L., BERNARDI, N. F. y BAGNIS, C. I. (2016): "Enhancing Clinicians' Well-Being and Patient-Centered Care Through Mindfulness", en *J Contin Educ Health Prof*, *36*(1), pp. 11-16. doi:10.1097/ceh.000000000000 0021

DUCHEK, J. M. y THESSING, V. (1996): "Is the use of life history and narrative in clinical practice fundable as research?", en *Am J Occup Ther*, *50*(5), pp. 393-396. doi:10.5014/ajot.50.5.393

DYRBYE, L. N., MASSIE, F. S., Jr., EACKER, A., HARPER, W., POWER, D., DURNING, S. J.,... SHANAFELT, T. D. (2010): "Relationship between burnout and professional conduct and attitudes among US medical students", en *Jama*, *304*(11), pp. 1173-1180. doi:10.1001/jama.2010.1318

DYRBYE, L. N., THOMAS, M. R., MASSIE, F. S., POWER, D. V., EACKER, A., HARPER, W.,... SHANAFELT, T. D. (2008): "Burnout and suicidal ideation among U.S. medical students", en *Ann Intern Med*, *149*(5), pp. 334-341. doi:10.7326/0003-4819-149-5-200809020-00008

DYRBYE, L. N., WEST, C. P., SATELE, D., BOONE, S., TAN, L., SLOAN, J. y SHANAFELT, T. D. (2014): "Burnout among U.S. medical students, residents, and early career physicians relative to the general U.S. population", en *Acad Med*, *89*(3), pp. 443-451. doi:10.1097/acm.0000000000000134

EPSTEIN, R. M. (2020): "Mindfulness in medical education: coming of age", en *Perspect Med Educ*, *9*(4), pp. 197-198. doi:10.1007/s40037-020-00598-w

ESQUERDA, M., PIFARRÉ, J., ROIG, H., BUSQUETS, E., YUGUERO, O. y Viñas, J. (2019): "Evaluando la enseñanza de la bioética: formando «médicos virtuosos» o solamente médicos con habilidades éticas prácticas", en *Aten Primaria*, *51*(2), pp. 99-104. doi:10.1016/j.aprim.2017.05.018

FEUDTNER, C., CHRISTAKIS, D. A. y CHRISTAKIS, N. A. (1994): "Do clinical clerks suffer ethical erosion? Students' perceptions of their ethical environment and personal development", en *Acad Med*, *69*(8), pp. 670-679. doi:10.1097/00001888-199408000-00017

FLICHTENTREI, D. (15 de septiembre 2023): Las palabras y la clínica: cuerpos, lenguaje y narrativa |. "Esto no es una pipa". Intramed. https://www.intramed.net/contenidover.asp?contenidoid=105473

FLICHTENTREI, D. (17 de junio 2009): La verdad y otras mentiras. Las historias que nos contamos. Medicina narrativa: una estrategia que podría rescatarnos del silencio. IntraMed. https://www.intramed.net/contenido ver.asp?contenidoid=60561

FRANK, A. (2002): *At the will of the body: reflections on illness*, Boston: MA: Houghton Mifflin.

FRANK, A. W. (2010): "Why doctors' stories matter", en *Can Fam Physician, 56*(1), pp. 51-54, e39- 42.

GAJREE, N. (2021): "Can Balint groups fill a gap in medical curricula?", en *Clin Teach, 18*(2), pp. 158-162. doi:10.1111/tct.13298

GRECA, A. (2005): Editorial "Lo Médico y lo Científico". Clínica UNR. https://www.clinica-unr.com.ar/editoriales/Editorial_LoMedico.php.

GRECA, A. (2011): Editorial "El arte de no curar". Clínica UNR. https://www.clinica-unr.com.ar/editoriales/Editorial_Artedenocurar.php

GRECA, A. (2020): En Amalia Pati A. (Compiladora). Autores: GRECA, A., PATI, A., FLICHTENTREI, D., PAGLIARULO, E., FERROGGIARO, F., PRESTA, J., GOÁS, M. J., BOTTASSO, O. y RICCI, R. T.: En búsqueda de los vínculos perdidos entre la medicina y la cultura Editorial: Laborde Editor. https://www.intramed.net/contenidover.asp?contenidoid=102404

GREENE, C., PEARSON, A., UWHUBETINE, O., ROWLEY, W. y CHUNG, B. (2020): "Narrative medicine as a medical education tool: A medical student perspective", en *Med Teach, 42*(4), p. 476. doi:10.1080/0142 159x.2019.1626357

GREENHALGH, T. (1999): "Narrative based medicine: narrative based medicine in an evidence based world", en *Bmj, 318*(7179), pp. 323-325. doi:10.1136/bmj.318.7179.323

HARTZBAND, P. y Groopman, J. (2009): "Keeping the patient in the equation--humanism and health care reform", en *N Engl J Med, 361*(6), pp. 554-555. doi:10.1056/NEJMp0904813

HEIBERG, K. E., HEGGESTAD, A. K. T., JØRANSON, N., LAUSUND, H., BREIEVNE, G., MYRSTAD, M., RANHOFF, A.H., WALLE-HANSEN, M.M. y BRUUN-OLSEN, V. (2022). "'Brain fog', guilt, and gratitude: experiences of symptoms and life changes in older survivors 6 months after hospitalisation for COVID-19", en *Eur Geriatr Med, 13*(3), pp. 695-703. doi:10.1007/s41999-022-00630-8

IIREN, D., MARUŠIĆ, M., & MARUŠIĆ, A. (2011): "Regression of moral reasoning during medical education: combined design study to evaluate the effect of clinical study years", en *PLoS One, 6*(3), e17406. doi:10.1371/journal.pone.0017406

HUANG, S. S., HO, C. C., CHU, Y. R., WU, J. W. y YANG, Y. Y. (2023): "The quantified analysis of the correlation between medical humanities curriculums and medical students' performance", en *BMC Med Educ, 23*(1), p. 571. doi:10.1186/s12909-023- 04073-y

HUTCHINSON, T. A. y LIBEN, S. (2020): "Mindful medical practice: An innovative core course to prepare medical students for clerkship", en *Perspect Med Educ, 9*(4), pp. 256-259. doi:10.1007/s40037-020-00591-3

ISHIKAWA, H., HASHIMOTO, H. y KIUCHI, T. (2013): "The evolving concept of 'patient-centeredness' in patient-physician communication research", en *Soc Sci Med, 96*, pp. 147-153. doi:10.1016/j.socscimed.2013.07.026

KANDEL, E. (2013): *La era del inconsciente. Exploración del inconsciente en el arte, la mente y el cerebro. Desde la Viena de 1900 a nuestros días*, Paidos Ed., Barcelona.

KANT, I. (1999): *Fundamentación de la metafísica de las costumbres*. Traducido por José Mardomingo (edición bilingüe), Barcelona: Ariel. Versión original: 1785.

KELLY, B., VARGHESE, F. T., BURNETT, P., TURNER, J., ROBERTSON, M., KELLY, P., MITCHELL, G. y TRESTON, P. (2008): "General practitioners' experiences of the psychological aspects in the care of a dying patient", en *Palliat Support Care*, *6*(2), pp. 125-131. doi:10. 1017/s1478951508000205

KRIKORIAN, A. y Limonero, J. T. (2012): "An integrated view of suffering in palliative care", en *J Palliat Care*, *28*(1), pp. 41-49.

KRIKORIAN, A., LIMONERO, J. T. y Maté, J. (2012): "Suffering and distress at the end-of-life", en *Psychooncology*, *21*(8), pp. 799-808. doi:10.1002/pon.2087

KRIKORIAN, A. (2012): *Factores que contribuyen a la experiencia de sufrimiento en enfermos con cáncer en situación avanzada / terminal que reciben cuidados paliativos*. Doctorado en Psicología de la Salud y del Deporte Departamento de Psicología Básica, Evolutiva y de la Educación Facultad de Psicología Universidad Autónoma de Barcelona [Tesis doctoral, Universidad Autónoma de Barcelona].

KUPER, A., BOYD, V. A., VEINOT, P., ABDELHALIM, T., BELL, M. J., FEILCHENFELD, Z., NAJEEB, U., PIQUETTE, D., RAWAL, S., WONG, R., WRIGHT, S. R., WHITEHEAD, C. R., KUMAGAI, A. K. y RICHARDSON, L. (2019): "A Dialogic Approach to Teaching Person-Centered Care in Graduate Medical Education", en *J Grad Med Educ*, *11*(4), pp. 460-467. doi:10.4300/jgmed-19-00085.1

LEDER, D. (1990): "Clinical interpretation: the hermeneutics of medicine", en *Theor Med*, *11*(1), pp. 9-24. doi:10.1007/bf00489234

LEIJENAAR, E., EIJKELBOOM, C. y MILOTA, M. (2023): "'An invitation to think differently': a narrative medicine intervention using books and films to stimulate medical students' reflection and patient-centeredness", en *BMC Med Educ*, *23*(1), p. 568. doi:10.1186/s12909-023-04492-x

LITTLE, P., EVERITT, H., WILLIAMSON, I., WARNER, G., MOORE, M., GOULD, C., FERRIER, K. y PAYNE, S. (2001): "Preferences of patients for patient centred approach to consultation in primary care: observational study", en *Bmj*, *322*(7284), pp. 468-472. doi:10.1136/bmj.322.7284.468

LOMIS, K. D., CARPENTER, R. O. y MILLER, B. M. (2009): "Moral distress in the third year of medical school; a descriptive review of student case reflections", en *Am J Surg*, *197*(1), pp. 107-112. doi:10.1016/j.amjsurg.2008.07.048

MACLEOD, A., LUONG, V., CAMERON, P., BURM, S., FIELD, S., KITS, O., MILLER, S., STEWART, W. A. (2023): "Case-Informed Learning in Medical Education: A Call for Ontological Fidelity", en *Perspect Med Educ*, *2*(1), pp. 120-128. doi:10.5334/pme.47

MAGLIO, I., VALDEZ, P., CÁMERA, L., FINN, B., KLEIN, M., PINCEMIN, I., FERRARO, H., GALVALISI, N., ALESSANDRINI, G., MANERA, J., MUSACCHIO, H., CONTRERAS, P., GAREA, M., LÜTHY, V., NEMEROVSKY, J., BALDOMÁ, F., CHERRO, A., RANZUGLIA, L., MALFANTE, P., SALVIOLI, M. y GARCÍA, A. (2020): "Guías éticas para la atención durante la pandemia COVID-19. Recomendaciones multisocietarias para asignación de recursos", en *Medicina* (B. Aires), 80 Suppl 3, pp. 45-64.

MAGLIO, I., WIERZBA, S. M., BELLI, L. F. y SOMERS, M. E. (2016): "El derecho en los finales de la vida. Muerte digna", en *Rev Amer Med Resp* 2016; 16: pp. 71-7.

MALIK, Z., AHN, J., SCHWARTZ, A. y BLACKIE, M. (2023): "Narrative medicine workshops for emergency medicine residents: Effects on empathy and burnout", en *AEM Educ Train*, 7(4), e10895. doi:10.1002/aet2.10895

MATTINGLY, C. y LAWLOR, M. (2000): "Learning from Stories: Narrative Interviewing in Cross-cultural Research", en *Scand J Occup Ther*, 7(1), pp. 4-14. doi:10.1080/110381200443571

MATTINGLY, C. y LAWLOR, M. (2001): "The Fragility of Healing", en *Am Anthropol*, 29(1), pp. 30-57. doi:10.1525/eth.2001.29.1.30

MELDRUM, M. L., TSAO, J. C. y ZELTZER, L. K. (2009): "'I can't be what I want to be': children's narratives of chronic pain experiences and treatment outcomes", en *Pain Med*, 10(6), pp. 1018-1034. doi:10.1111/j.1526-4637.2009.00650.x

MILOTA, M. M., VAN THIEL, G. y VAN DELDEN, J. J. M. (2019): "Narrative medicine as a medical education tool: A systematic review", en *Med Teach*, 41(7), pp. 802-810. doi:10.1080/0142159x.2019.1584274

MUKUNDA, N., MOGHBELI, N., RIZZO, A., NIEPOLD, S., BASSETT, B. y DELISSER, H. M. (2019): "Visual art instruction in medical education: a narrative review", en *Med Educ Online*, 24(1), 1558657. doi:10.1080/10872981.2018.1558657

NG, L., SEU, C. y CULLUM, S. (2022): "Modelling vulnerability: qualitative study of the Balint process for medical students", en *BMC Med Educ*, 22(1), p. 436. doi:10.1186/s12909-022-03508-2

OFRI, D. (2013): *Creativity in medicine* (Internet). https://danielleofri.com/creativity-in-medicine. Retrieved from https://danielleofri.com/creativity-in-medicine

ORÓ, P., ESQUERDA, M., MAS, B., VIÑAS, J., YUGUERO, O. y PIFARRÉ, J. (2021): "Effectiveness of a Mindfulness-Based Programme on Perceived Stress, Psychopathological Symptomatology and Burnout in Medical Students" en *Mindfulness (N Y)*, *12*(5), pp. 1138-1147. doi:10.1007/s12671-020-01582-5

PANTER-BRICK, C. y EGGERMAN, M. (2018): "The field of medical anthropology in Social Science & Medicine", en *Soc Sci Med*, 196, pp. 233-239. doi:10.1016/j.socscimed.2017.10.033

PELLEGRINO, E. D. (1989): "Teaching medical ethics: some persistent questions and some responses", en *Acad Med*, *64*(12), pp. 701-703. doi:10.1097/00001888-198912000-00002

PELLEGRINO, E. D., HART, R. J., Jr., HENDERSON, S. R., LOEB, S. E. y EDWARDS, G. (1985): "Relevance and utility of courses in medical ethics. A survey of physicians' perceptions", en *Jama*, *253*(1), pp. 49-53.

POOLE, A. D. y SANSON-FISHER, R. W. (1980): "Long-term effects of empathy training on the interview skills of medical students", en *Patient Couns Health Educ*, *2*(3), pp. 125-127. doi:10.1016/s0738-3991(80)80053-x

PRESMAN, C. (2022): *Cuadernos de Anatomía de Carlos Alonso*, Editorial Eduvim, Córdoba, Argentina.

PRONK, K. (2005): "Role of the doctor in relieving spiritual distress at the end of life", en *Am J Hosp Palliat Care*, *22*(6), pp. 419-425. doi:10.1177/104990910502200606

REAL ACADEMIA ESPAÑOLA: "Filosofía", en *Diccionario de la Lengua española* (2001). Recuperado el 3 de septiembre 2023, de https://www.rae.es/drae2001/filosof%C3%ADa

ROTH, P. H. y Gadebusch-Bondio, M. (2022): "The contested meaning of 'long COVID' - Patients, doctors, and the politics of subjective evidence", en *Soc Sci Med*, *292*, 114619. doi:10.1016/j.socscimed.2021.114619

SATTERWHITE, W. M., 3rd, SATTERWHITE, R. C. y ENARSON, C. E. (1998): "Medical students' perceptions of unethical conduct at one medical school", en *Acad Med*, *73*(5), pp. 529-531. doi:10.1097/00001888-199805000-00021

SELF, D. J., BALDWIN, D. C., Jr. y WOLINSKY, F. D. (1992): "Evaluation of teaching medical ethics by an assessment of moral reasoning", en *Med Educ*, *26*(3), pp. 178-184. doi:10.1111/j.1365-2923.1992.tb00151.x

SHRESTHA, C., SHRESTHA, A., JOSHI, J., KARKI, S., ACHARYA, S. y JOSHI, S. (2021): "Does teaching medical ethics ensure good knowledge, attitude, and reported practice? An ethical vignette-based cross-sectional survey among doctors in a tertiary teaching hospital in Nepal", en *BMC Med Ethics*, *22*(1), p. 109. doi:10.1186/s12910-021-00676-6

SOTO-FAÚNDES, C. y PÉREZ-VILLALOBOS, C. (2022). "Profesionalismo y medicina narrativa", en *Rev Med Chil*, *150*(9), pp. 1234-1238. doi:10.4067/s0034-9887 2022000901234

STEWART, M., BROWN. J. B., WESTON, W. W., MCWHINNEY, I. R., MCWILLIAM, C. L., FREEMAN, T. R. (1995): *Patient-centred medicine transforming the clinical method*, Thousand Oaks: Sage Publications.

STEWART, M. (2001): "Towards a global definition of patient centred care", en. *Bmj*, *322*(7284), pp. 444-445. doi:10.1136/bmj.322.7284.444

SVENAEUS, F. (2000): "Hermeneutics of clinical practice: the question of textuality", en *Theor Med Bioeth*, *21*(2), pp. 171-189. doi:10.1023/a:1009942926545

TAVAKOL, S., DENNICK, R. y TAVAKOL, M. (2012): "Medical students' understanding of empathy: a phenomenological study", en *Med Educ*, *46*(3), pp. 306-316. doi:10.1111/j.1365-2923.2011.04152.x

TEPPER, J. E. (2017): "Ethics in Clinical Care", en *Int J Radiat Oncol Biol Phys*, *99*(2), pp. 250-254. doi:10.1016/j.ijrobp.2017.03.036

THE OXFORD COMPANION TO PHILOSOPHY (2005): *Philosophy*, Ed. Honderich.

TORPPA, M. A., MAKKONEN, E., MÅRTENSON, C. y PITKÄLÄ, K. H. (2008): "A qualitative analysis of student Balint groups in medical education: contexts and triggers of case presentations and discussion themes", en *Patient Educ Couns*, *72*(1), pp. 5-11. doi:10.1016/j.pec.2008.01.012

VARPIO, L. y MACLEOD, A. (2020): "Philosophy of Science Series: Harnessing the Multidisciplinary Edge Effect by Exploring Paradigms, Ontologies, Epistemologies, Axiologies, and Methodologies", en *Acad Med*, *95*(5), pp. 686-689. doi:10.1097/acm.0000000000003142

VERDUZCO-GUTIÉRREZ, M., RYDBERG, L., SULLIVAN, M. N. y MUKHERJEE, D. (2021): "In This for the Long Haul: Ethics, COVID-19, and Rehabilitation", en *Pm r*, *13*(3), pp. 325-332. doi:10.1002/pmrj.12554

WALD, H. S., ANTHONY, D., HUTCHINSON, T. A., LIBEN, S., SMILOVITCH, M. y DONATO, A. A. (2015): "Professional identity formation in medical education for humanistic, resilient physicians: pedagogic strategies for bridging theory to practice", en *Acad Med*, *90*(6), pp. 753-760. doi:10.1097/acm.0000000000000725

WEISS, T. y SWEDE, M. J. (2019): "Transforming Preprofessional Health Education Through Relationship-Centered Care and Narrative Medicine", en *Teach Learn Med*, *31*(2), pp. 222-233. doi:10.1080/10401334.2016.1159566

WERSHOF SCHWARTZ, A., ABRAMSON, J. S., WOJNOWICH, I., ACCORDINO, R., RONAN, E. J. y RIFKIN, M. R. (2009): "Evaluating the impact of the humanities in medical education", en *Mt Sinai J Med*, *76*(4), pp. 372-380. doi:10.1002/msj.20126

WEST, C. P., HUSCHKA, M. M., NOVOTNY, P. J., SLOAN, J. A., KOLARS, J. C., HABERMANN, T. M. y SHANAFELT, T. D. (2006): "Association of perceived medical errors with resident distress and empathy: a prospective longitudinal study", en *Jama*, *296*(9), pp. 1071-1078. doi:10.1001/jama.296.9.1071

YELIN, D., MARGALIT, I., NEHME, M., *Bordas-Martínez*, J., PISTELLI, F., YAHAV, D., GUESSOUS, I., DURÀ-MIRALLES, X., CARROZZI, L., SHAPIRA-LICHTER, I., VETTER, P., PELEATO-CATALAN, D., TISEO, G., WIRTHEIM, E., KAISER, L., GUDIOL, C., FALCONE, M., LEIBOVICI, L. and on behalf of the LongCOV Research Group (2022): "Patterns of Long COVID Symptoms: A Multi-Center Cross Sectional Study", en *J Clin Med.* *11*(4):898. doi: 10.3390/jcm11040898.

YUGUERO, O., ESQUERDA, M., VIÑAS, J., SOLER-GONZALEZ, J. y PIFARRÉ, J. (2019): "Ética y empatía: relación entre razonamiento moral, sensibilidad ética y empatía en estudiantes de medicina", en *Rev Clin Esp (Barc)*, *219*(2), pp. 73-78. doi:10.1016/j.rce.2018.09.002

ZIAUDDEEN, N., GURDASANI, D., O'HARA, M. E., HASTIE, C., RODERICK, P., YAO, G. y ALWAN, N. A. (2022): "Characteristics and impact of Long Covid: Findings from an online survey", en *PLoS One*, *17*(3), e0264331. doi:10.1371/journal.pone.0264331